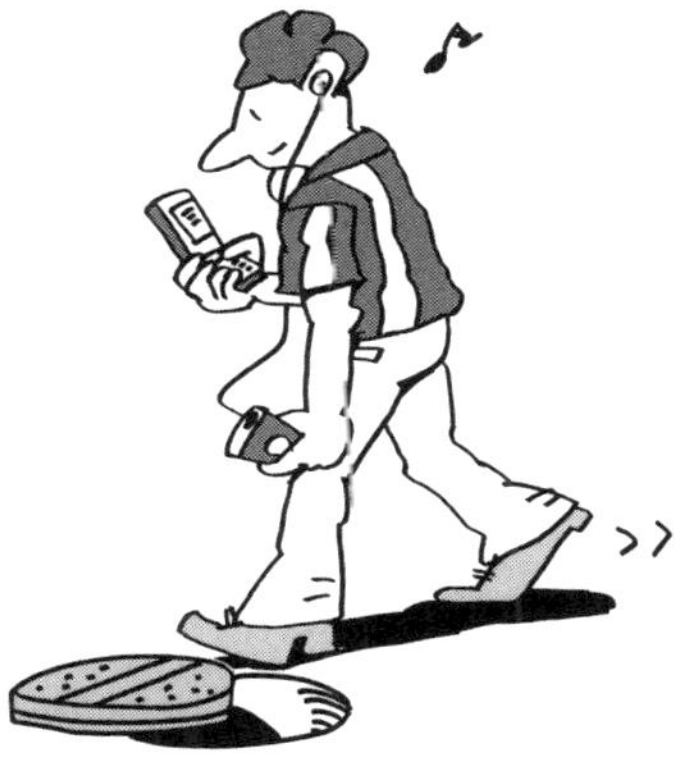

アレクサンダー・テクニーク

やりたいことを実現できる
〈自分〉になる
10のレッスン

小野ひとみ

春秋社

はしがき——小野ひとみさんのこと

鴻上 尚史

僕がアレクサンダー・テクニークと出会ったのは、ロンドンの演劇学校の授業でした。まさに、この本で小野さんが教えてくれているように、座り方からそれは始まりました。

けれど、すぐに僕は「この感じはどこかで会ったことがある」と思いました。それは、自分の背骨を意識し、自分の頭を意識する過程で思ったことなのですが、それは、例えば、日本の「野口体操」と呼ばれるものとの近似でした。

もちろん、それは同じものではないのですが、それでも、「からだ」を自覚し、「からだ」を気づき、「からだ」とつきあうという意味では、同じ山を登っているのだという実感はありました。

日本に戻った僕は、すぐに、日本の優秀なアレクサンダー・テクニークの先生を探しました。

それで出会ったのが、小野さんだったのです。

小野さんには無理を言って、演劇界向けに何度もレッスンをしていただきました。からだに興味を持っている多くの俳優が参加してくれました。

小野さんは、終始、柔和な笑顔で俳優たちと接してくれました。ああ、これが小野さんの魅力なんだなあと思いました。

小野さんが、自分の背中を広げ、背骨を伸ばしてる所を俳優たちの前で実演している時には、俳優から感動のため息が出ました。

実際、小野さんの背中は、びっくりするぐらい広がりました。

僕は小野さんを演劇界の大切な人にしたかったのですが、音楽界が手放してくれませんでした。俳優に教えている時間があるのなら、音楽家を助けて欲しいと小野さんはたくさんの音楽家から求められたのです。

なので、みなさん、この本で小野さんのレッスンを体験してみて下さい。きっと、いろんな発見をすることでしょう。そして、実際に小野さんと出会えれば、こんなに幸福なことはないでしょう。

目次

アレクサンダー・テクニーク

やりたいことを実現できる〈自分〉になる10のレッスン

レッスンを始めるまえに

本書は、アレクサンダー・テクニークの基本的な考え方や活用法を、できるだけわかりやすく、簡潔に説明することを試みた入門書です。

アレクサンダー・テクニークは、資格認定を受けた教師によって、レッスンという形で教えられるものですが、本書ではこのレッスンを紙上に再現してみました。読みながらレッスンの疑似体験をしたり、取り上げられている事柄をご自分の日常生活のなかで試しているうちに、アレクサンダー・テクニークが目指すもの、そしてアレクサンダー・テクニークを使って得られるものとは何なのかを理解していただければと願っています。

アレクサンダー・テクニークは、体操法でもなく、何かの健康法でもなく、リラクゼーションや瞑想法のたぐいでもありません。人が何かをしたいと思ったときに、自分自身を最良の形で使いこなして、やりたいことを実現できる、心身の基本的なコントロール法です。

私たちの意識《マインド》や身体《ボディ》は、自分自身で知らず知らずのうちに身につけてきた習慣的な動きや、社会や文化の制約にしばられて、本当にやりたいことを見失い、自然で効率的な動きができなくなっているのです。アレクサンダー・テクニークは、そんな自分の心身の状況に気づき、改善していくための一つの有効な術《すべ》となるでしょう。

さあ、レッスン1から始めましょう。

Lesson 1

認識のウォーミング・アップ

――こんにちは。よろしくお願いします。

こんにちは。どうぞなかへ。ここにお座りください。

今日は初めてのレッスンですね。どうしてアレクサンダー・テクニークのレッスンを受けたいと思ったんですか？

――たまたまアレクサンダーの本を読んで、面白いなと思ったもので……。肩凝《こ》りがひどかったり頭痛が時々したりで、どうも身体が自分の思うように動いてくれない時があるので、なんとかしたいなと思って来ました。

肩が凝るんですね。どんな時に肩が凝っていると感じますか？

――そうですね……仕事がすごく立て込んでいる時、急いでやらなければならない時に、肩が凝って苦しいと思うことがあります。

なるほど。じゃあ、もしかしたらそれ以外の時には、肩が凝っていることはそんなに気にはならないのかな？　実際は凝っているかもしれないけれど、気にはならない？

――は？

つまり、その肩凝りというのは、ある時期だけ肩が凝っているの？　それともずっと凝っているんだけれども、気がついた時だけ凝っていると思うのかな？

――ああ……そうですねえ……すごく立て込んでしまった時などに、ふと気がつくと何か肩がすごく痛くて重いんです。

ということは、肩が凝るというのは突然ぱっと凝るわけではないから、立て込んでいない時は、肩がだんだん凝っていく経過とか、凝っている状態というものは無視しているわけですね？　無意識なんですよね？

――……（経過？　無視？）

つまり意識が他に行ってしまっているということね。目の前にある仕事や、やっていること自体には意識があるけれど、それをやっている身体については意識が飛んでしまっている。身体的にどうしようもなくなって、きついと訴えられた時にだけ身体を感じるのではないですか？

——はあ……（飛んでる？　意識がない??）

では、具体的に実験してみましょうか。アレクサンダーのレッスンでは、体験の中で、だんだんとそういうことがわかってきますから。

＊

さて、ではそうして椅子に座ったまま……鏡を見てみましょうか。（大きな鏡を前に置く）

——なんだか緊張しますね。恥ずかしいというか。

そう？　それもよく意識にとどめておいてくださいね、なんで緊張するんでしょうね？　……で、鏡の中の自分の姿を見てください。

――ハイ。

はい。それであなた、今、何をしましたか？

――え？　えーと、私、何かしましたっけ……鏡を見ましたけど。

いえ、それをしながら何かしたでしょう。

――あ、そうですね、座り直しました。

どうして座り直したの？

――えーと……ちゃんと座ろうと思って……。

そう。その「ちゃんと」っていうのは何かしらね？　何を基準に「ちゃんと」なの？

――……姿勢を良くしようと思って……。

姿勢が良いってどういうこと？

――うーん。背筋が伸びていて、きちんとしている感じ？

そうすると、今のあなたの座りかたが、背筋が伸びてきちんとしている座りかたなのね。それを目標に動いたわけね？　それはあなたにとって辛くないですか？

――背中がちょっと……がんばって伸ばしている感じなので……。

だよねえ。まあ楽にしてください（笑）。

実験というのはこういうことです。あなたは今、自分の身体の意識が全然なくて、習慣的に「お行儀よく」と思って姿勢を直しましたね。これが私が言っている、「身体に意識がなくて動いている」ということなんです。

——なるほど。そういえばそうかも……。

私たちは、知らず知らずに自分の行動の基準を決めてしまっているのね。「きちんと」とか「ちゃんと」とか、いろいろ言っているけれど、それも定かではない。それで私がしつこく尋ねてみると、背筋が伸びているとか、正しい姿勢とか、いろいろ言い始めるわけね（笑）。それで、その「背筋が伸びている」のが良いって誰が決めたのかしらね？

——うーん。

それは小さい時から言われていたからよね。「姿勢が悪いのはだめ」とか、

「背筋を伸ばしなさい」とか。そこから、あなたの言う「きちんと」が生まれたのかもしれないし、人によっては、足をそろえることがきちんとしたことだと思っている人もいますね。でもそれが、今の自分の身体の事情に合っているかどうかは、あなたは全然興味がないわけ。で、私が聞いたら、「背中を無理矢理伸ばしているので辛い」なんて言ってるのね（笑）。

――そうですね（苦笑）……なるほど。

あなたにとって「きちんと」というのは苦しいことなのかしらね。それで、あとで私に「辛い」とか言われても困るんだけど？（笑）

――ほんとですね（笑）。

どんな姿勢をとるかはあなたの責任であって、誰もそんなことは強要していないのに、どうしてそうなるのかしらね？

つまりこのことは、私たちがどれだけ現実的な「認識」をしていないかを表しているんです。現実を認識しないで、不確実な情報——習慣的に聞かされてきたことで、裏付けのないこと、それが良いかどうかを少なくとも自分では裏付けをしていないこと——にいかに左右されてしまっているかということなんです。

お母さんお父さんは良いと言ったかもしれない、社会がそのように言っているのかもしれない、でも、自分で良いと思ったかどうかはわからないことに従って、とっさに反応してしまっているんですね。習慣的な基準で習慣的に反応している。

その瞬間は、本人にとってはワケがわからない行動ですよね？　そうではありませんか？　だって、「ちゃんと」座ろうと思ってごそごそ動くけど、実は背中が痛いなんて、ヘンでしょう？

——はい、ヘンです（笑）。

でしょう。だから、そんなことはしなくってもいいんですよ。背筋を伸ばすのもいいでしょうし、姿勢を正しくお行儀よくするのもいいでしょう。でも、身体の事情を聞きながら、それをできないものでしょうか？じゃあ、もう一度鏡を見て、今の自分の身体にとって気持ちがいいなあというところへ動いてみてください。

——……こうかな？

そう、それ全然、悪くない姿勢ですよ。十分、きちんとしてお行儀がいいし（笑）。それでいいんですよ。

＊

ヘンな生き物？

これはとてもわかりやすい例ですが、ほとんどの人が、同じような反応をします。部屋に入ってきて、話をして、「じゃあ、鏡を見てみましょうか」と言って私が鏡を前に持ってくると、ほとんどの人が思わず知らずに身体を動かします。（もちろん、そういうことをしない人、できない人もいます。身体のどこかが痛いからという人もいますが、多くは、頭の中ですごくこだわっていることがある人。鏡が前に来ても、その前に話していたことで頭が一杯になっていて、意識がついていっていない人などです。）

面白いのは、本当に鏡を見て動くのではなくて、「鏡を見ましょうか」と言って鏡を前に持ってくるかこないかのうちに、反射的に身体が動いているということです。そうなると、鏡の意味がないですね。鏡というのは、自分の姿を映して、「こりゃいかん」と思ったところを直すためにあるのであって、見ないでも何かを「直す」のだったら必要がありません。

私たちは感覚を五つも持っています。視覚、聴覚、触覚、嗅覚、味覚の五感ですが〈実際は〈筋感覚〉を加えて六感〉、私たちは実際にはそういった感覚を十分に使っていない、意識下にはおいていないのです。

この例では、鏡は「見えて」いるけれど、「見て」はいない。だって、見る前からもう判断は決まってしまっていて、「きちんとしよう」なんて思って動いているわけですから、鏡に映った自分の姿には、何かよほど変なことが起こっていないかぎり、気がつかないのです。

私たち人間というのは、まことに自分勝手な生き物で、自分が気にしたい時に、気にしたいことを気にして生きている生き物と言えるかもしれません。

肩が凝っているとか、腰が痛いということは、その時になって急に起こることではなく、実際にはずっと前から凝っていたり、何かしらの症状があるはずなのですが、ほかに意識が行っているときには、症状としては実際にあるものでも見過ごしてしまっているのです。

ハッと気がついたら仕事が立て込んで時間ぎりぎりになっていて、「大変！」

と思ってフル回転でいろいろやりはじめると、思うようにいかなくて、初めて身体にも意識がいく。それで「あ、肩が凝ってる」と気づく。そんなことも、多くの人が経験していることではないでしょうか？

そして、身体としては決して居心地が良いわけではないのに、頭の中で漠然とイメージしている「良い姿勢」に無理に合わせてしまう。それで窮屈になっている自分に気がつかない。それも不思議なことです。私たちは、ボディ（身体）の感覚でいろいろなものが捉えられなくなっていて、マインド（理性と感情）の部分だけで上滑りしてしまって生きているとも言えるのかもしれません。

自然治癒力という言葉がありますが、自然体で生きていれば、少しでも身体に変調があって、「ヘンだな？」ということを感覚で捉えられさえすれば、すぐにそれを直そうとする本能的なシステムが働くはずです。でも、現代社会に生きる私たちは、そういったわずかなアラーム、異状を知らせるサインに気がつかなくなっていて、本格的に病気になるとか、大きなケガをするといった、最終的なアラームを受けとって初めて自分の身体の異常に気がつく。そんなふうに、生き物としてはかなりヘンな無頓着さで日常を生きていると言えるでしょう。

ボディとマインドの乖離

アレクサンダー・テクニークが究極の目的として目指しているのは、このようなボディとマインドの乖離《かいり》をなくすことです。そして、人間が本来もっている感覚を取り戻して、自分が本当に「やりたい」と思ったことに対して、本来の能力を適切に発揮できることを目的にしているのです。

そのために、アレクサンダーのレッスンでは、「常に、〈今〉、この瞬間の自分を認識できている」ことを目指して、あの手この手で、いろいろな働きかけをします。先ほどの例で言えば、「自分は今、肩が凝っている」といつも気づいていること、「自分の今の姿勢は居心地が悪い」ということを認識できていることが大切なのです。どうしてかというと、今、この一瞬を〈過程《プロセス》〉として過ごしている人、今のこの過程を感じて過ごしていられる人は、いつも、自分のマインドとボディの両方に注意と意識が向いていて、自分をコントロールすることができるからです。

私たちのマインドは、往々にして、結果（目的）だけに行ってしまいがちです。「三時までにこれをしなければいけない」となると、「三時」という結果に意識が行ってしまって、「今」を忘れてしまう。けれど、ボディというものは、今、この一瞬を生きている。〈一瞬の連続〉しか過ごせないのです。だから、「三時」ということばかり頭にあると、目の前にあることに落ち着いて取り組めなくなって、「急いでいるのに手につかない」というような状態が起こる。マインドにボディがついていけていないわけです。

自分の「ヘン」を笑う

アレクサンダー・テクニークの最初のレッスンは、「今の自分」、これまで意識したことのない「自分」を認識することから始めます。いわゆる「気づき」です。

「気づき」にはいろいろなレベルがあって、マインド的な気づきもあれば、肉体的な気づきもある。マインドのなかでも、感情的な気づき、理性的な気づきと、いろいろなレベルがあります。それで、立つ、座る、鏡を見る、といった単純な動作と対話を繰り返しながら、その人がそれまでに気づいていなかった「自分」を一緒に探っていきます。アレクサンダー・テクニークの教師は、その「気づき」の導き役なのです。

レッスンでは、私はいつも短いQ&Aを繰り返しています。私の投げかける質問に対して、彼や彼女が答えるわけですが、大切なのは自分を振り返って考えるということであって、その答えが正しいとか良いか悪いかといったことではありません。その人自身が、「自分はこんなことを言っている」と意識することが大切なのです。

多くの人は、そこで自分がいかにヘンなことをしているかに気づいて笑いだします。そして、そういうヘンなことの積み重ねで、今、自分がいろいろな不自由を感じているのかもしれない、ということを考え始めるのです。

レッスンで、私と一緒にいる時間――三〇分なら三〇分という時間に、自分というものを少しいじってほしい、今まで見なかった観点で自分を眺めるということを始めてほしい。それが最初のレッスンの目標です。

こんなふうに言うと、アレクサンダー・テクニークは一種の心理療法のようなものかと思う方もいるかもしれません。確かに、ある部分はそうなのでしょう。でも、アレクサンダーは、心身は一体で分けられないものという考えを出発点にしていて、精神的な問題は常にその人の肉体に表れていると考えます。ですから、Q&Aは長くても一〇分くらいで、すぐに身体の動きに入っていきます。最初の対話は、その人の認識のウォーミング・アップのようなものなのです。

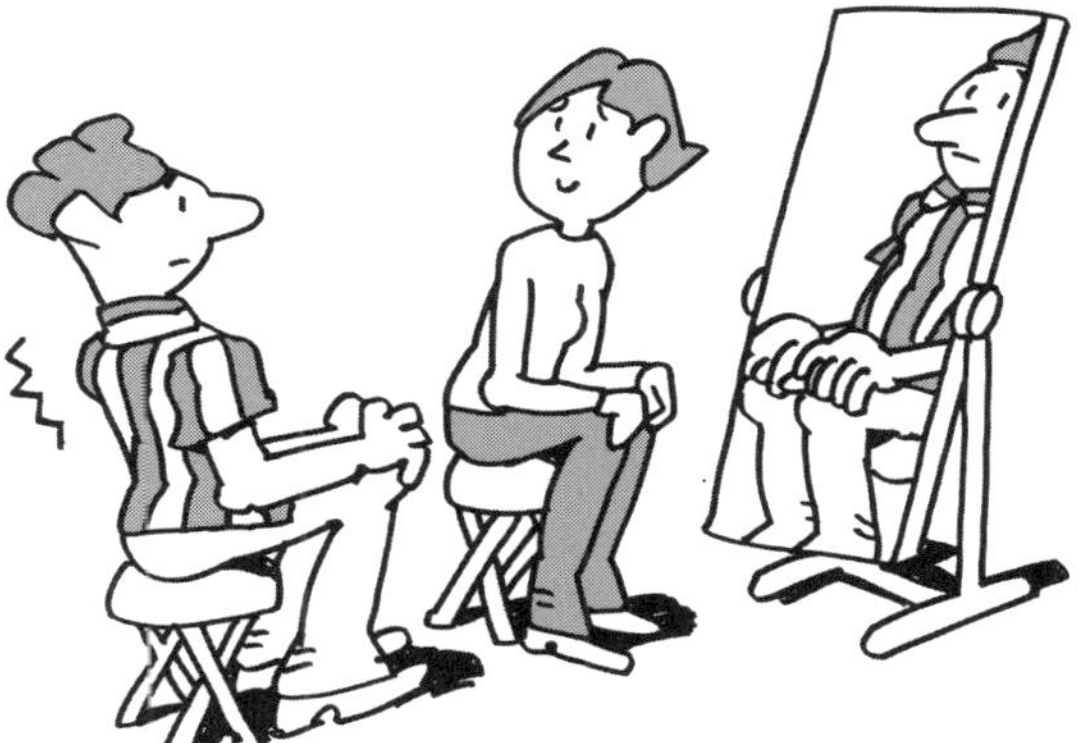

習慣の囚われ人

Lesson 2

習慣的な行動に気づく

さっきは座るだけでひと苦労でしたけれど……今度は立ってみましょうか？
いいですか、自分で「立つ」と思ってから、立ってみてください。

――はい。

ちょっと待って。今、私が「立つ」と言ったとたんに足が動いたでしょう？

――そうでしたか？

そう。「立つ」と自分で決めてから足が動くならばいいけれど、立つための体勢を準備してから「立つ」と決めるのは変じゃないかしら。だって、その準備の過程では意識がないわけでしょう？　習慣的に反応しているだけなのね。

――はあ。

もう一度やってみて。……どうですか？　「立つ」と決めてから、どこがいちばん先に動いたでしようか？

――うーん。頭……かな？

頭ね。そう、じゃあ頭が動いて、次に、あなたが肉体的に意識したのはどこですか？

――ええと……足の下の……床でしょうか。

そう、なるほど。じゃあ今度は座ってみましょうか。

――あれ？（ぐらぐらしてすぐには座れない）

座るのに準備がいるの？（笑）ということは、今あなたは、ちゃんと立っていなかったわけね。だって、ちゃんと立っていたらすぐに座れるはずでしょ。座るために準備がいったということは……次にすぐに動けるような状態では立っていなかったということよね？

――そうですね、たしかに……。

じゃあ、今度は、「座る」と決めてから座ってみてください。……ありがとう。……あのー、今、危なくなかった？　大丈夫だった？

——ちょっと怖かったです。

なんでそんな危険をおかすの？（笑）怖くないように座ればいいじゃない？今、あなたはすごく危なっかしそうだったけど、一体、何に挑戦したの？

——（笑）……でも、なんでか、本当にちょっと怖かったんですよ。

そう、私たちはそういうところがあるんです。今の状況を考えて、自分にいちばん良いやりかたでやればいいだけなんだけど、それをしないというか、できないところがあるのね。怖かったら椅子を見ればいいし、絶対に安全に座れる位置に立ったらいいだけなのに。手を使って椅子を確かめたっていいわけでしょ？

——なるほど！　そうですよね！（笑）

どうしてそれができないのかしらね（笑）。

あなたの中にはきっと、「きちんとした座りかた」だとか、何かがあらかじめ設定されてしまっているんでしょうね。何か外的な制限、プレッシャーのようなものがあって、あなた自身の選択ではなくなってしまっている。もちろん、あなたが自分で自分に何かを課すならばいいですよ。「こうやって座るんだ」と決めて、そうするならばまだわかるけれど、そうじゃないのよね。

――なにかこう、スマートに座りたいと思ったんですよね。先生が見ているし（笑）。

でも私は何も言ってないでしょ、スマートにしろなんて（笑）。あなたが一人で勝手に決めたんでしょ。スマートねえ……ようするに「きちんと」とか「ちゃんと」ってことね。人間てそうやって勝手に決めるのよね。それに、スマートって言うけれど、私がどういう座りかたをスマートって思っているか、

あなたは知らないんじゃないの？（笑）

私たちはこんなふうに、いかに本当の意味での選択をしていないかということがよくわかるでしょう？

――ハイ。確かに。

＊

外の基準と内の基準

こんなふうに、「立つ」とか「座る」といった単純なことが自然にできない人は、実はとても多いのです。なぜできないかは人によってさまざまですが、この例のように、多くの人が、自分の中にある漠然としたイメージにとらわれて、自分の身体の現実を無視して動いてしまっています。

「スマートに座りたいと思った」と言いながら、実際には見るからに不器用に、不安定な動作になっている。それは、自分の決めた「スマート」ではなく、ただなんとなく頭の中にあるぼやけたイメージ、抽象的な思いしかなかったからです。おまけに、〈経過《プロセス》〉に対する意識もぼんやりしていて、身体や周囲の状況が見えないまま動き始めたので、座ったとたんに「怖かった」なんて言うような結果になってしまった。本当に「スマートに座る」ということを目標にするなら、具体的な「スマートな座りかた」を自分で創りだし、そうするぞと決めて、現実の状況を見ながら、それに向かって動き始めていれば、目標を達成できたはずなのです。

人間というものは、こんなふうにあまりにも日常的に、習慣的に、自分の考えではなく、外から来た制限や基準で動かされてしまっているものなのです。

社会にはいろいろなルールがあり、私たちはその中でしつけを受け、教育をされて、ルールを守ることを学んで生きていくのであって、それはそれで必要なことです。でも、自分でそれを選ぶという過程をすっとばしてしまって、疑問をもつこともなく、無意識のうちに、外から来る制限や基準に縛られ、振り回されてしまっている。そんな自分に気づくことさえなくなっているのかもしれません。

今のはとてもわかりやすい例でしたが、私たちは多かれ少なかれ、日常生活の中で同じようなことを繰り返して生きているのではないでしょうか？

Lesson 3

身体の調整作用を知る

さて、もう一度座ってみましょうか？　自分で決めるのは難しいことではないですよ。「座る」と決めたら、自分の今の状況を見て、椅子がどこにあるかを見る。そうして、使えるものはすべて使っていいんです。脚をちょっと広げておいてごらんなさい。それで、自分のお尻が今どこにあるかわかってますか？　お尻に手をあてて下にずっと降りていってみてください……そして手が椅子について、手の上にいったん座ってから……手をそっと抜いて座ってみる。

——あ、座れましたね、ちゃんと（笑）。

そうでしょう。そういうふうにすれば、自分が今どこにいて、どのくらい脚を曲げているか、お尻がどこにあるか、自分の身体のことがちゃんとわかっていますよね。そうやって自分のことがわかっているだけで、身体のコントロールができているわけですね。そうして椅子に座っていても、身体が沈み込んで姿勢が悪くなったりしていないでしょう?

——そうですね。

そう、それがバランス感覚なんですね。そのバランス感覚のいちばんもとになっているのが、〈プライマリー・コントロール〉なんです。

いよいよ、アレクサンダー・テクニークの重要なキーワードが出てきました。

＊

プライマリー・コントロール

これまで、立ったり座ったりという動きをしてきましたが、その時に働いているのが〈プライマリー・コントロール Primary control〉という力です。これはアレクサンダー・テクニークのキーワードの一つで、創始者フレデリック・マサイアス・アレクサンダー（一八六九〜一九五五　私たちアレクサンダーの教師は、通称F《エフ》・M《エム》・アレクサンダーと呼んでいます）が発見して、名前をつけたものです。

この地球上には重力というものがあって、私たち人間はそれに抗して、二本足で起きあがった体勢で動いています。起きあがっているということは、本来、私たちの身体は、頭という重たいものを脊椎《せきつい》のいちばん上にもってきて、それを支える構造になっているということです。

アレクサンダーの言うプライマリー・コントロールとは、頭が先行《ヘッド・リード》して、脊椎という身体の中心的な存在へと動きが伝わり、初めて全身が動くという、人間が持っている「動物としてのいちばん最初の、最も基本的な能力」のことを言います（アレクサンダー・テクニークを紹介する本では、「初原的調整作用」と訳されている場合もあります）。

赤ん坊の発達を観察してみると、このプライマリー・コントロールがよくわかります。

赤ちゃんは初めは仰向けで寝ているだけですが、だんだんと、うつ伏せになったり、うつ伏せの状態から頭を上げようとして背中を反らす体勢をとるようになります。頭を動かし脊椎をしならせて、だんだんと頭が高い位置に上がっていく。頭が上がるようになると手足を大きく使うようになり、四つん這いになります。そして匍匐《ほふく》前進から、もっと頭が高くなるようになると、お腹が床につかない形の四つん這いになる。もっと頭が高くなるとつかみ立ちをする。しばらくすると手を使わずに立てるようになります。

そうやって、頭をいちばん高いところに置こうとして、上に向かって支えるという構造が完成したときに、私たち人間の身体は最も機能的になるようにできている。人間はそのような体勢をとった時に初めて、身体の機能が一〇〇パーセント自由に活用できて、人間らしい活動ができるように進化してきたとも言えます。

私たちは本来、赤ん坊のときからこのプライマリー・コントロールを持っていて、感覚が目覚めている状態の時には、このコントロールがいつも働くようになっています。「何かをするぞ」という行動の意思を持った時には、いつも頭が先行し、その頭を支えるべくプライマリー・コントロールが働いて、脊椎を通じて全身が動きだす。赤ん坊と同じく、特別に自分でそうしようとしなくても、本能的な能力としてそのようにできているものなのです。

頭の中の考え（脳）が「〜をしよう」と思いつく

←

情報を集めて状況を判断する

←

（今、どういう状況か。自分の身体がどういう状態か）

いよいよ「〜するぞ」という考え《ヘッド》が決まる

＝

この時にはすでにプライマリー・コントロールは働いている

＝

物体としての頭《ヘッド》が動き、脊椎が動く。身体全体が動く

←

思ったとおりの行動ができる

人間として動き出すために使われる本能的な能力、それがプライマリー・コントロールです。頭を上に支えあげないかぎり、私たちは足も手も解放されず、自由に使うことができないのです。人間として進化することができたのは、この能力があるからです。

あたりまえのことのように見えますが、この能力をアレクサンダーが発見し、わざわざ〈プライマリー・コントロール〉と名前をつけたのは、そういう能力を私たちが持っているということを知ってほしいと考えたからだと思います。

知ったうえで、「自分の身体の能力を信用しなさい」、「その能力が働くのを邪魔するようなことはおやめなさい」ということを言いたかったのでしょう。

これまでの「立つ」「座る」のレッスンでは、私たちの日常の動きが、いかに自分の身体を無視して外から来るさまざまな基準や制限によって左右されてしまっているか、それがよくわかったと思いますが、アレクサンダーは、そういうものが人間のプライマリー・コントロールを妨げていると考えたのです。

よけいなことをしなくても、私たちの身体の基本はちゃんとコントロールされている。そしてもう一つ大切なことは、私たちの身体というものは本来、頭《ヘッド・リード》で考えを決めて初めて動くことのできるシステムなのだということ。それをぜひ知ってください、とアレクサンダーは教えているのです。

＊

さて、そうしたら次は立ってみましょうか。「立つ」と決めてから立ってください。立たなければいけないというわけではありませんからね。

――はあ。……（立つ）

そうそう、ではもう一度。周りを見て、事情もいいし、「立ってみようかな」と思ったら立つ。いやちょっと待てよ、立たなくてもいいかなといろいろ考えたうえで、あなたが選択して、立つかどうかを決めてください。

――……。うーん。立てない。意外と立てないものですね。

そう。いいところに気がつきましたね。なぜ立てなくなるんでしょうね？「立つ」という目標が決められた時、それを自分で決めて、自分のタイミングで決めることができれば、立てるんです。でも、「立つ」という結果ばかりに意識がいくと、立てなくなってしまう。

あなたの今の事情をもういっぺん、現実的に生きてみてください。立つための障害は何もないですね。今はあなたの前に椅子があるから、それにぶつかったりしないよう気をつけなければいけないけれど。

人によっては、「立ってみてください」と言うとすぐに「立ちます」と言って目の前の椅子にぶつかったりする人もいますよ。それは、結果（目標）を与えられると、それを遂行することしか考えられなくなって、自分の事情を考慮に入れていない、責任を持って自分で選択していないということなんですね。

ですから、「選択」をしてください。立つのか立たないのか、いっぺん自分に問うてください。そして立てるかどうか、周りの事情を見てください。それで立つ。周りの事情も「立つ」ことを許した、だから立つという選択をした、という自覚をしてから立ってください。時間は十分にありますよ……。

——……「立ちます」。

そうです。そういう時は、あなたは自分の身体をちゃんと感じているわけです。自分が動いていこうとしていることもわかります。

でも、さっき立った時には、立ちかたは気にしていたみたいだけど、身体のことは考えていないから、なんとなく身体ががたがたしていたんですが、気づいていましたか?

――うーん。

それもあなたは自分では感じていない、気づいていない。立つことに一心だったから。

では座りましょう。「座ります」と言えるためには、自分で周りの事情を考えて、ものにぶつからずに座れるか、椅子はちゃんとあるのかを確かめてからでいいんですよ。それで、座れるなと思ったら「座ります」と口に出して宣言をして、座ってみてくださいね。

――……「座ります」。

はい。でもあなたの足はまだまだ落ち着きがなかったことは知っていますか？

――はい。

知っていますね。そうです。落ち着きがなかったことは知っているんだけれども、直せなかった。落ち着きよく座る、安全に座るということはやはりできなかった。それはなぜだと思いますか？　やはり、見切り発車というか、「座らなくてはいけない」という考えがどこかにあったからではないですか？　決めたからにはやらねばならない、という意識。

――そうかもしれません（苦笑）。

そのように私たち人間というのは、なかなか自分の身体の現在と共に居ることができなくて、すぐに意識のほうに先走っていってしまう。身体はあとからよっこらしょと意識を追いかけていくような状態で生活しているので、なんとなく下手な、不細工な動きになるのだけれど、それでも結果的には座れてしまうという毎日を送っているんですね。

「決める」ということは、本当は、「やらねばならない」という義務感や強制から「決める」ものではありません。自発的に自分が「～したい」「やってみたい」と思うから「決める」。あるいは、そうすることを自分に許可する、許すということだと思うのです。そのレベルまで行って初めて、「自分で決める」と言えるのですが、私たちは往々にして、そこまで行かないうちに動きだしてしまうのです。

＊

ハンズ・オンで気づきをうながす

ここで、アレクサンダー・テクニークの先生がレッスンで行なう〈ハンズ・オン〉についてちょっと説明しておきましょう。

自分の身体の今の状態を感じられないまま動いている人に対して、アレクサンダーの先生は、その人の身体に軽く手で触れて、その人が自分で自分の状態を感じとれるようにサポートします。それを私たちは〈ハンズ・オン〉と呼んでいます。これは、何かの動きを指示するとか、マッサージのようなことをして身体を楽にするということではありません。軽く手を触れるだけです。

身体に何かが触れると、意識がそこに行きます。触れた人の意思（何をしようとしているのか）が感じとれるかもしれませんが、それよりは、自分がどう思っているのか、何を感じているのかがよくわかるものです。それを最大の目的として、アレクサンダー・テクニークの先生は、レッスンに来た人の身体に触れます（ちなみに、レッスンに来る人のことは、クライアントと呼ぶ場合もありますが、私は、その人の年齢や立場にかかわらず「生徒」と呼んでいます)。

ただ、身体に触れられることや、特定の部分に触られることが不快だったり嫌だったりするならば、我慢をしないで、先生に言うようにしてください。嫌なのに我慢する必要はないし、また、何かを期待されていると思ってがんばる必要もありません。アレクサンダーのレッスンは、先生の期待に応えることが目的なのではなくて、自分自身を感じとるために、言い換えると、「自分」を体験するためにあるのですから、嫌だったら、「そこは気持ちが悪いので触らないでください」と言えばいいのです。

ハンズ・オンで触れる場所はだいたい決まっています。そこがプライマリー・コントロールを最もよく感じられるキー・ポイントになっていて、そこを触ることによって、より効率よく身体の動きがわかるからです。もちろんその場所でなくても身体を感じとることはできるので、効率の良さという点で、いくつかのポイントがあるというだけです。

さて、ハンズ・オンをしながら、さらにレッスンを進めてみましょう。

Lesson 4

頭から動く

まえに、アレクサンダー・テクニークの大切なキーワード〈プライマリー・コントロール〉のところで、頭が先行すること、つまり〈ヘッド・リード〉についてて少し説明しましたね。今日はこれを体験してもらいましょう。

〈ヘッド・リード〉には二つの意味があります。一つは「意識」つまり頭（脳）の中で行われること。「立つ」と決めて宣言するといった、自分がこれから行うことを意識することです。もう一つは、物体（肉体）としての頭《ヘッド》のこと。

人間を含めて、すべての動物の動きは、頭から起こります。頭（脳）の中で「〜しよう」と思いつくと、身体のどこでもなく、まず頭が反応します。つまり、頭から動き始めるわけです。それに応じて脊椎が動き、身体全体が動くという仕組みになっているのです。

これは赤ちゃんだけでなく、身近にいる動物、たとえば猫を見るとよくわかると思います。よく観察してみてください。何かにふと気づくとか「やりたい」と思ったら、頭がぱっと動き始めるのがわかります。

さて、では物体としての〈頭〉とはどこにあるかというと……（ハンズ・オンで後頭部に触れる）ここが頭の底辺で、ここから上が頭です。

——ええと、頭蓋骨の後ろのいちばん下のところですね。

そう。ここから上が頭だと思ったことはありますか？

——いいえ……頭というのはもっと下のほうまであるんじゃないかと思ってました。

そう、下のほうというのはきっとこのへん、顎のあたりまでではないですか？

――そうです。

でも、顎は、頭の底辺のレベルにぶらさがっているだけで、あなたの顔を形成している大切な要素ではあるけれども、頭の底辺ではないんですよ。顎というのは単に、頭にぶらさがっている部品なんです。

それで、頭の底辺には何が来ていますか？

――？

脊椎のトップが来ているんですよ。脊椎で頭が支えられているのであって、顎で頭を支えているわけではないんです。頭とは脊椎で支えられている所から上の部分で、ここにあなたの意識のセンターがあります。五感のほとんど（視覚、聴覚、臭覚、味覚）がここに集まってきています。

ヘッド・リード

では、〈ヘッド・リード〉つまり、頭から動くということを少しやってみましょう。たとえばあなたの頭がちょっと動くと……（ハンズ・オンで頭に手を軽く触れ、動かす）……背骨がずーっと動きました。それはわかりましたか？

——はい。すごいですね！　背骨が頭の動きにしたがって、なんというか、ずるずる……という感じで動きだすのがよくわかりました。

頭が動くと背骨が動く。頭と背骨が動くと、あなたの全身はもう変わっています。頭がうしろに行けば、それについて背骨がうしろへ動き、頭が前にいけば背骨がちょっとしなる。体重もお尻を通って足の中へ伝わる場所が変わっていく。胴体にぶらさがっている腕も動いて、曲がったり伸びたり……要するに、頭が動くことで全身が変わるのです。これはどんな動作でも基本的には同じです。

頭が動く量と、それに応じて背骨がどのくらい揺れ動くかは、そのつど違います。でも、たった一本の指を動かすだけでも、頭から動き出すシステムになっている。何かをするというメッセージが神経を通じて伝達されるのも、筋肉と骨の動きも、すべてが頭から起こって末端に向かう。それが例外なく起きるはずなんです。心の中で意識が「こうしよう」と決めさえすれば……。

逆に言うと、指先や足先をどう動かすかを考えるより、頭を動かせばそれで済むんですね。あなたは「立ちたい」と思ったら立てるわけであって、いつ足を動かして腰をあげようかなんてことは考える必要がないんです。頭で決めれば実行されてしまうはずなんですから……。

さて。ではもう一度、「座る」と決めてから、座ってください。今度は、頭を動かすという意味で、決めたらうなずくようにしてください。うなずいたらもう動き始めて……。

——あ、座れた。

そうでしょう？　いつお尻を下ろそうとか、どんな座りかたをしようとか、考える余地もなく、座ると決めて頭が動き始めたらもう座りかたを選んでいましたね。

——ええ、すごく自然に。

そういう時は、もしも途中で何か起きたとしても、動きを修正することができるんですよ。つまり、状況に合わせた適切なコントロールができるということであって、コントロールする能力さえあれば、「このように動く」というハウ・トゥ（how to）を初めから決めておく必要はないんです。

ちなみに、どのように座るか、そのハウ・トゥを言うとしたら……頭を動かし始めたら上体の体重を前に移動し、膝を曲げ、お尻が椅子に近づくようにする。それはもちろん決まりきった動作です。でも、そのつど違う事情に合わせて変えていくものですから、動作の手順を決めておくなんてことは、必要がないし、かえって良くないんです。

プロセスに注意を向ける――ミーンズ・ウェアバイ

ここで、アレクサンダー・テクニークの大切なキーワードの一つ、〈ミーンズ・ウェアバイ Means whereby〉という言葉を憶えておいてください。これはとても訳しにくい言葉なので、英語のまま説明しますね。

――ミーンズ……?

あまり耳慣れない言葉でごめんなさい。日本語に翻訳されたアレクサンダーのいろいろな関連書の中でも、文脈に応じて「手順」となっていたり、さまざまに訳されています。ようするに、「結果（目標）を達成するまでの過程《プロセス》に注意を払う（焦点をあてる）こと」です。たとえば「座る」という目標に向かって、その時の事情に合わせて、その瞬間瞬間に適切な手段（ハウ・トゥ）を選んでいく。それがミーンズ・ウェアバイです。

考えてみると、これこそ人生そのものではないでしょうか？　私たちはいつも、絶えず変化する状況に直面して、その瞬間瞬間に適応しながら生きているのであって、初めから「これをします」とか、「このようにします」と決めて動いているわけではない。状況に合わせて自分をコントロールし、その過程を味わいながら生きている。ただ、アレクサンダーが〈ヘッド・リード〉と言うように、頭が決めないと行動は始まらないし、状況に合わせて自分をコントロールすることもできない、もちろん結果（目標）にも到達できないんですね。

＊

――ほんの少し頭に手を添えてもらっただけなのに、自分の頭がここにあって、ここから動くということがよくわかりました。少しでも頭が動くと、背骨が上から下まで動きだすのもはっきりわかりましたし。先生の手ってすごいですね。魔法みたい。それがアレクサンダー・テクニークの先生たちの特殊技能なんですか？

はあ。魔法ではありませんけれど（笑）。その人の「気づき」をうながすための技術として、アレクサンダーの先生たちはたくさんの時間をかけて修練して、（もちろんこれだけではないですが）公認教師として認められているんです。誰にでも触ってもらえれば気づくというわけではなくて、実はとても高度な技術なんですよ。先生によっても上手・下手や得意・不得意があるでしょうが、みずからアレクサンダー・テクニークを実践しながらレッスンをしている先生は、生徒の「気づき」をうながすのがとても上手です。

アレクサンダー・テクニークのレッスンは、身体感覚として、自分の〈過程〉を感じとっているということ、つまり身体の能力を意識できているという

「気づき」をうながすことを一つの目的としています。その人が自分の心身の状態を感じとることができれば、それは五感がきちんと働いているということですから、コントロールが可能になる。

何かのハウ・トゥを教えるとか、正しい姿勢や動きかたを教えることではなくて、その人が本当にしたいことができるようになるために、心身をコントロールする術《すべ》を身につけること。アレクサンダー・テクニークは、とてもシンプルだけれども、人間が生きていくうえで非常に大切で根本的な、一つの術《すべ》（技法、テクニック）なんです。

――なるほど……（なんとなくわかってきたぞ）。

さて、では次回のレッスンまでの宿題を一つ。あなたのふだんの生活の中で、ほんの小さなことでいいですから、「頭で決めてから動く」というのをやってみてください。一日に何回か、椅子に座る時・立つ時、ドアを開ける時、目の前のコーヒー・カップに手を伸ばすなんていう時でもいい。ふだんは無意識に、習慣的にやっている動作に対して、「ちょっと待てよ」とブレーキをかけて、過程を意識しながらやってみる。

これが、アレクサンダー・テクニークの初歩的な、そして最も根本的な原則である〈インヒビション〉なのですが、それはまた次回にね。

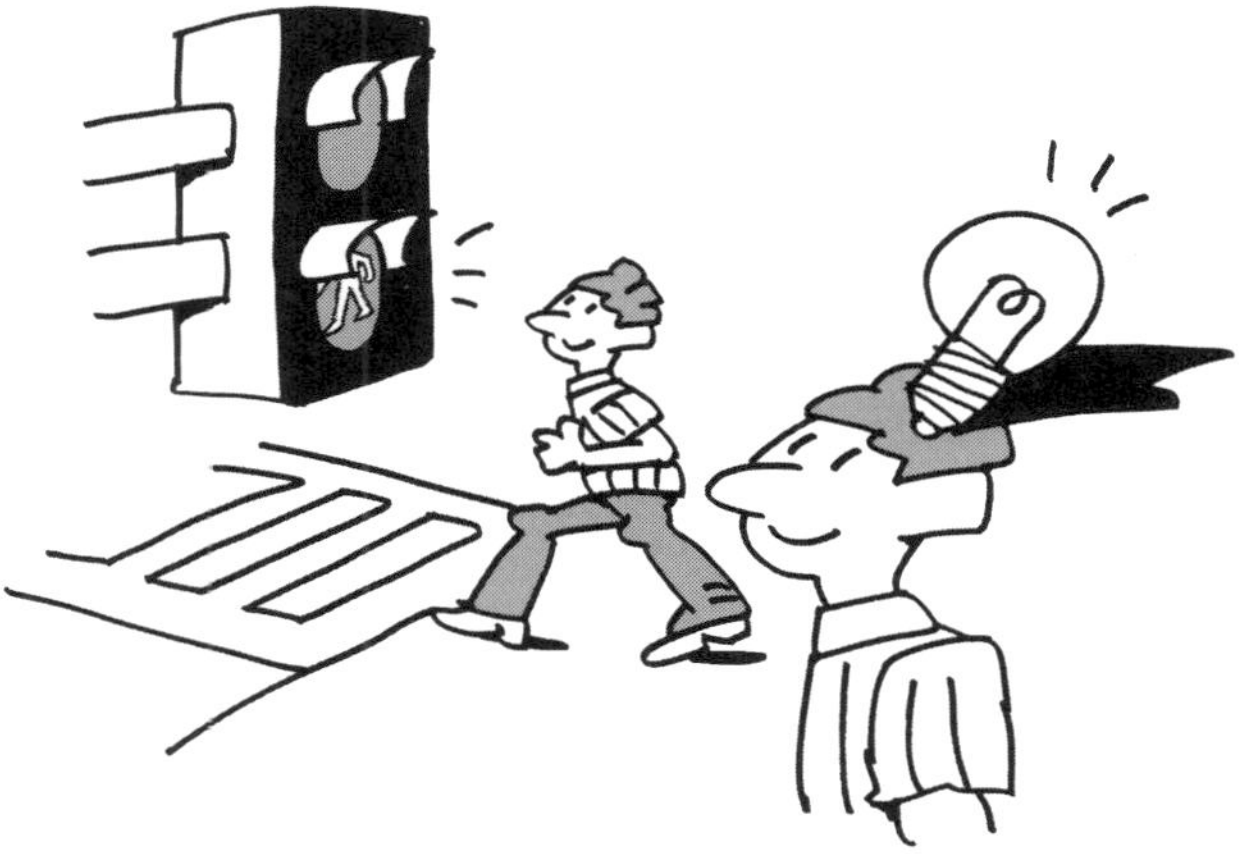

ヘッド・リード

Lesson 5

アレクサンダーの二つの大原則

――こんにちは～。

ハイこんにちは。

――先生、すみません。

いきなりどうしたの。

――はあ。宿題ができませんでした。あの、「決めてから動く」というやつですが。レッスンの次の日は一、二回思い出してやったんですが、あとは……忙しいもので、つい。

ははあ。「忙しい」ねえ。まあたいていの人はなかなかできないんだけど。

――そうなんですか（良かった……私だけじゃなくて）。

でもね、五秒もかからずにやれることなんだから、いくら忙しくてもできないはずはないのよね。

――う。

それなのに、なぜできない人が多いのか？　それには実は、深ーい理由があるんです。でも、それはまたおいおい、お話しましょう。今日は、アレクサンダー・テクニークについて、ちょっと長くなりますが、大切なお話をしますね。

この間ちょっと触れた〈インヒビション〉と、そして〈ダイレクション〉について。これがアレクサンダー・テクニークの二大原則で、この二つさえ理解できれば、アレクサンダーについての他のいろいろな解説や情報は必要ないというくらい、大切なものなんです。

*

〈プライマリー・コントロール〉とか〈ミーンズ・ウェアバイ〉とか、妙なカタカナ語ばかり出てくるなと思われるかもしれませんが、日本語に訳そうとすると逆に難しくなってしまうので、私はふだんのレッスンではカタカナのまま使っています。でも、専門用語を憶えないとアレクサンダー・テクニークを理解できないなんてことは全然ありません。むしろ、言葉そのものにはあまりとらわれないで、その背景にある考えかたをぜひ理解していただきたいと思います。

意識のスペースを作る――インヒビション

〈インヒビション Inhibition〉は、アレクサンダー・テクニークの関連書では「抑制」と訳されることが多い言葉です。ただし日本語の「抑制」には、何かを無理に我慢するとか、自由にしてはいけない、といった否定的な意味も含まれてしまいますが、アレクサンダー・テクニークで言う〈インヒビション〉には、そういう意味合いはありません。

インヒビションは、身体《ボディ》と意識《マインド》の二つのうち、どちらかというとマインド（何を考えるか）に関するキーワードです。一方、あとで説明する〈ダイレクションン〉は、ボディに関するキーワードです。

私たちは常に、外界からいろいろな刺激（情報）を受けとっていますが、それらの刺激に対して、ふだんは、習慣的・反射的に反応しています。つまりこれが習慣的な行動なのですが、その習慣的・反射的な行動を、一時、中断するのがインヒビションです。もちろん、刺激を中断することはできませんが、反射的な反応をすることを一瞬、「ちょっと待てよ」と思いとどまる。そして、今のこの状況を感じとって、さまざまな動きの可能性を考え、その中から自分で「こうしよう」と選択をして行動を起こす。このような、一瞬のなかでの過程を可能にする時間、余裕、あるいは間《ま》（スペース）を作るために行なうのがインヒビションです。

言い換えれば、習慣的な反応をとりあえず抑制することによって、まずは、現実に感じていることを感覚として取り入れる瞬間をつくるとも言えるかもしれません。

刺激を受ける

←

とっさに（反射的に）動こうとする

←

反射的な行動に一瞬ストップをかける＝インヒビション

←感覚器官で受け取ったことを意識に取り入れる

←状況を判断する

←行動の可能性を考える

←自分の判断で行動を選択する

←行動を始める

アレクサンダー・テクニークのレッスンは、日常のなかで、このインヒビションが効いた状態でいられることを目指して行なわれますが、これについては次のレッスンで詳しく説明しましょう。

身体の基本的な仕組み——ダイレクション

さて、インヒビションはマインドの領域のキーワードで、自分の判断で行動することを目的としているものですが、一方、〈ダイレクション Direction〉というのは、自分で決めた行動を起こすところから始まる、いわばボディの領域のキーワードです（Direction はディレクションと発音することもできます）。

行動を起こす、つまり行動の行程が始まる時には、プライマリー・コントロール（三二頁を参照）が働いている身体であれば必ず持っているはずの、身体の中での方向性《ダイレクション》があります。

身体の各部分にはそれぞれ筋肉の動く固有の方向があります。つまり動きたい方向が決まっているわけです。F・M・アレクサンダーは、そのなかで最も基本的と思われる方向性を四つ挙げていて、それを〈ダイレクション〉と呼びました。インヒビションをして、そして行動を始める直前に、「私はこれからこの四つの方向性を感じ取りながら行動します」と宣言する。それがアレクサンダー・テクニークのレッスンで教えるダイレクションです。

インヒビションだけでもかなり有効なのですが、それだけだと、行動を起こす時に再び自分の感覚や身体の動きに無頓着になってしまって、習慣的な動きをしてしまう可能性が高い。だから、ダイレクションを感じとると宣言することで、そこに注意を向ける＝目標をつくっておくわけです。ダイレクションは、「私は今、自分の行動の行程をわかっている」と確信できるための、一つの道しるべなのです。

四つの方向性

①ネック・フリー（Neck free）＝「首が自由である」

〈ネック・フリー〉とはつまり、首が自由に、本来の機能を失わずにいるということです。「首が楽《らく》な状態」と訳される場合もありますが、ふにゃふにゃさせるという意味ではなくて、首がきちんと機能している、自由に使えるという意味です。

注意してほしいのは、「首を自由にする」のではないということ。ダイレクションは「何かをする」ことではなくて、「そういう状態であることを感じる」ことなのです。

そして、首がフリーな状態であれば、次の②の方向性が感じられるはずです。

② 「頭は、脊椎との関係において、前へ、上へとバランスをとっている」(Head forward and up)

「脊椎との関係において」というところに注意してください。顔を意識して前や上に向けるということではありません。

このようなバランスがとれていれば、脊椎は、頭の重さ(成人で三〜五キログラムはあります)の圧迫を受けずにすむので、本来の長さを生かして動くことができます(逆に言えば、もしもバランスが悪くて、頭の重さが脊椎を圧迫してしまうと、脊椎は圧縮されて短くなってしまいます）。そして、脊椎にぶらさがっている胴体は、脊椎が長い分だけ、広く使うことが可能なのです。それを要約して言うと……。

③「脊椎は長く、背は広い」(Spain long, Back wide)

④「膝は前へ、お互いに離れている」(Knees forward and away from each other)

膝は、股関節から離れる方向、つまり前へ向いていて、その方向性を保ちながら働くのだということです。そして、二つの膝はお互いにくっつかないようになっている。あたりまえのように聞こえるでしょうが、でも、膝がそのように働いていない人は意外にたくさんいます。

＊

――なんだか難しいですね……首とか頭については、なんとなくわかるような気がしますが、三番目の「脊椎が長くて……」というのは、うーん。

いっぺんにまとめて説明していますから、すぐには感覚として理解できないでしょうね。

レッスンでは、これを一つ一つ、身体で実際に体感しながら進めていきます。人にもよりますが、一回のレッスンで、①のダイレクションまで体感できるかどうか、という進み具合ですから。

――そうなんですか。では、おいおい身体で感じとっていければいいんですね。それで、この四つのような状態に身体がなるように、心がけていくわけですね。

あのね。心がけなくても、身体は本来そうなっているんです。

ダイレクションの説明をすると、よく誤解されるのだけど、「こういうふうになるように何かをしなければならない」という指示だと思う人が多いんです。

でも、そうではありません。「プライマリー・コントロールがきちんと働いていさえすれば、人間の身体の仕組みは本来こうなっているはずである。そのことを知っておきましょう」、と、ただそれだけのことです。

第一、脊椎を長くしようなんて思っても、自分ではできないでしょう？

――はあ、確かに。

頭が前へ、上へというのは、あくまで、身体の中での他の部分との関係での方向性《ダイレクション》を言っているのであって、姿勢（ポジション）を変化させるということではないんです。そこに注意してくださいね。

――なるほど……正しい姿勢ということではないんですね。

何かをしようと思って行動を始めたら、その動きの中で、この四つの方向性を感じとっていればいい、そうなっているということを知っていればいい、というだけのことなんです。

アレクサンダー・テクニークの教師たちの間では、「首が自由でなければいけない」、「頭は前・上になければいけない」と意識しすぎて不自然な姿勢になっている人のことを、冗談で「アレクサンドロイド」なんてからかったりするのですが、アレクサンダー・テクニークを習い始めた頃は、教師たちもそんな勘違いをして、かえって調子が悪くなったりした経験を持っています。

プライマリー・コントロールとかダイレクションというのは、本来的な身体の機能を知って、自分でそれを感じとることで、心身の認識力が向上し、それが自然に身体をコントロールしてくれる、ということを教えてくれているわけです。

——知って、感じれば、認識力が高まって、コントロールができるようになる。

そうです。たとえば、歩いているときにネックがフリーであることを感じていれば転んだりはしない、ということが私にはわかっています。頭が前・上にバランスをとっているということがわかっていれば、急にうしろを振り向いたりしても、私にとっては有利な状況だろう、と。そして、ネックがフリーで、頭が前・上にバランスしているということがわかっていれば、膝は前に向いているはずなのです、すべて全身は連動しているのですから。

というように、そういうことを感じていれば、自分が今やっている行動は保証されている。自分は今ちゃんと、やりたい行動をできていると保証されているのです。それは何かをすることではなくて、知っているだけです。だって、身体の仕組みというのは本来そういうものとしてできているわけで、自然に本能的に起こるのですから。

——アレクサンダー・テクニークはとにかく「こうしなさい」ということは言わないんですね。自分で考える、感じとる……。

そうですね、そのあたりが、アレクサンダーの独特なところかもしれません。「～しなさい」とは決して言わない。

ただし、ダイレクションのことを、〈オーダー Order〉と言う場合もあって、アレクサンダー自身もそのように呼んでいるときもあります。オーダーというのは、順序とか秩序のほかに、指示という意味がありますね。でもこの場合は、「自分の身体のなかの秩序を整えて、ある方向性を示す」という意味でそのように表現されているのだと思います。あるいは、自分自身に対して「そういうことに気づいていなさい、意識していなさい」と言いきかせるような意味もあるのかもしれません。

アレクサンダーが「～しなさい」とは言わないけれど、「したほうがいいよ」と言っていることが一つだけあります。それは例のインヒビションです。なぜインヒビションだけは別なのかというと、自分のことを観察できる状況を自分で作りなさい、ということなのだと思います。習慣の奴隷のようになっている自分に「ちょっと待てよ」とストップをかけるのは、自分の意思でしかできませんから。習慣に対するこの理性的な警告がインヒビションであって、ここで初めて気づきが始まるんです。インヒビションこそがアレクサンダー・テクニークの大原則であり、極意だと思います。

多くの人は、インヒビションがないままに、身体ばかりに注意を向けがちです。ダイレクションのほうが体感しやすく、具体的なので、どうしてもそちらに先に興味が引かれてしまう。けれども、ボディを現実的に感じとることができるのは、インヒビションのおかげで気づきのレベルが上がっているときだけです。それはぜひお伝えしたいですね。


アレクサンダー・テクニークのレッスンは、たとえ二〇回、三〇回と続いたとしても、このインヒビションとダイレクションを繰り返し教えるのです。この二つがアレクサンダーの原則であり、テクニーク（術《すべ》）ですから。

インヒビションとダイレクションができるようになれば、それはすなわちアレクサンダー・テクニークを使えるようになるということです。それを学んでいただくためにアレクサンダーの先生はレッスンをしているのです。

▼気づきをうながすさまざまな課題《プロシージャー》

――そうなんですか。私はアレクサンダー・テクニークについてちょっと誤解していたみたいです。肩が凝ったり腰痛があったり、ようするに身体のトラブルを解決してくれるようなもので、レッスンでは体操とか整体みたいなことをいろいろやるのかなと思っていました。だって、アレクサンダーの本を読むと、いろいろなポーズのようなものの説明が出てきますよね。たとえば……。

「モンキー」とか?

――そうそう、それから「ウィスパード・アー」というやつとか。

「囁《ささや》く〝アー〟」ね。

——そういう独特のトレーニング法みたいなものがあって、本ではそれにとても難しそうな、細かい解説がついていますが、ようするに、そういうトレーニングによって身体をほぐして姿勢を整えるとか……そういうものだと思っていました。だからレッスンでは、ああいう課題をたくさん教えてもらえて、それを自分でやっていけば、身体がラクになるというか、トラブルがなくなるのかな、と。

「モンキー」とか「ウィスパード・アー」あるいは「ライ・ダウン」というのは課題《プロシージャー》(Procedure)と言われるもので、ほかにもいろいろなものがあります。でも、身体のトレーニング法というわけではありません。

じゃあ何のためにあるかというと、ようするに、自分の心身への「気づき」をうながすための一つのきっかけとして考案されたものなのです。課題《プロシージャー》にはたくさんのバリエーションがありますが、実際のところ、先ほどのインヒビションとダイレクション、ただこの二つを体験してほしいために行なわれることと言ってもいいのです。

だから、私のレッスンでは、もちろん必要があればいろいろな課　題《プロシージャー》を実際にやっていますし、それはとても有効なものなのですが、それ自体を今ここで知識として説明してもあまり意味がないので触れないことにします。こういった課　題《プロシージャー》を知らなければアレクサンダー・テクニークを学んだことにはならない、というわけではありませんから。

――なるほど……課題自体を知ることにはあんまり意味がなくて、インヒビションとダイレクションを体験できれば、極端に言えば、なんでもいいわけですね。

逆に、このたった二つを本当にわかって、実践できるまでには、それだけたくさんの体験や時間が必要だということなのでしょうね。

何年もかけてたくさんレッスンを重ねてきた人が、「先生、私はこの間、やっと〈ヘッド・リード〉がわかりました」と言ったりすることも稀ではありません。私は最初のレッスンのときからそれを伝え続けているわけですが……。

まず先生が何を言おうとしているのか、それに対する「聞く耳」を持てるようになるまでは時間が必要ですし、気づいて、自分の身体で体験して実感して、やっと、単に頭の中だけで「知っている（I know）」のではなくて、「わかった（I got it/I understand）」「私もできる（I can do it）」ということになるのでしょう。

知る／わかる／できる

生徒によく言っていることですが、I know というのは脳でわかっていることと、でも I understand というのは身を通してしか言えないことなのです。体験をしてからでないと、I understand とは言えない。身体を通してわかったときに、初めて「わかった」と人間は言うのであって、それまでは単に「知っている」程度、頭（脳）の中に存在しているだけなのです。人間が身体で I understand＝わかったときに初めて、それは実在することになるのではないでしょうか？

特に教養が高い人や理性が強い人は、I know のところでもうすべてできるように思い込んでしまう傾向があります。本を読んで、アレクサンダー・テクニークの理論とか課題《プロシージャー》とかの知識を頭に詰め込んで、もうすべてわかったような気になってしまう。でも実際の生活のなかで活用できるかどうかはまた別の話です。アレクサンダー・テクニークの関連書は翻訳もたくさん出ていますからそれで勉強はできますが、日常の暮らしのなかで実際にこの術《すべ》を実践できていない人はたくさんいます。

「知っている＝I know」ということと、「体得している、わかる＝I understand」そして「できる＝I can do it」ということには大きな違いがあります。私はヨーロッパ留学中にアレクサンダー・テクニークをはじめいろいろなことを勉強して、いろいろなことを実際に「わかる」ようにもなったのですが、ある時期、「わかっているけれども、できない」自分に直面する出来事が重なって、それからは、「わかる」と「できる」の違いも真剣に考えるようになりました。

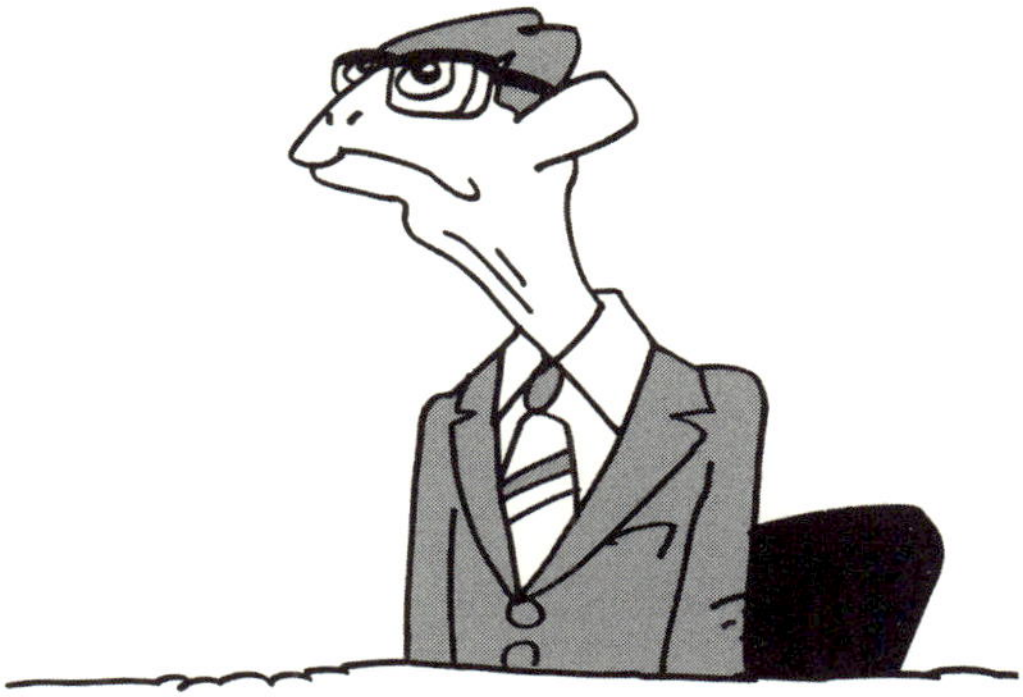

アレクサンドロイド

Lesson 6

結果とプロセス

――こんにちは〜。

はい、こんにちは。お元気ですか？

――はい、おかげさまで。あの、先生。

ハイなんでしょう。

――インヒビション、なんとなくできるようになってきたかな？　と思うのですが、なんだかいちいち考え込んでしまうので、下手に動けなくなってしまうときがあって。

あはは、なるほど。あのね、インヒビションというのは、止まることが目的じゃあなくて、動くためにするものなのね。それ、間違える人は結構いるの。

――動くために？

そう、動くために。

――えーと……そうすると、インヒビションができている、効いている、というのはどういうことを言うのでしょう？

そう、たとえば横断歩道を渡るときを想像してみてください。

信号が青になるのをイライラしながら待っている。正面の信号ではなくて、右側や左側にあるやつを見て、向こうが赤に変わればこっちが青になるなんて思っている。そして青になるかならないかで渡ってしまう人もいれば、ぼーっとしていて、皆が渡り始めたらつられて（青も赤も見ないで）進む人もいて、どれもこれも皆、インヒビションがないんです。

——どれもないんですか？

はい。刺激に対して反射的に反応していて、自分で決意しているわけではないですから。でも、左右の信号が黄色から赤になったら、正面のが青になる前でも僕は行くぞ、と決めて動くのは、インヒビションが効いているわけです。自分の行動に対してちゃんと目標があって、自分でキューを出しているわけですから。

インヒビションが効いた状態とは

私もいつも自分自身で実験をしているんですが。信号を待っているとき、青になったら「青になったぞ、では歩こう」と思ってから歩きます。そのときは周囲の様子をちゃんと見ているから、反射的に動こうとしているわけではありません。完全に自分で状況がわかって、歩こうと思って歩き出すというペースを自分で決めて一歩前に出る。それが抑制が効いているということです。

インヒビット（Inhibit）というのは留めるという意味ですね。いわばストップをかけるということなんだけれども、ちょっとブレーキをかけて、見つめ直す。スペースを作るんです。

――スペース？

意識にスペースを作るわけです。ふだんは自分でコントロールできない流れに乗っかって動いている。それを一度、立ち止まって見つめ直すために、意識にスペースを作るのです。私はよく生徒に「〝無我夢中〟から〝我〟に心を戻すこと」と説明しています。

——なるほど、無我夢中というのは、我をなくして夢の中と書くから……。

私たちの周囲には常に刺激があって、それに対していつも反射的に反応してしまっている、つまりこれが習慣的な行動です。刺激は止めることはできませんが、刺激を受けて反射的に反応することに対して「ちょっと待て」とストップをかける。自分の状態・状況を把握するために、〝我〟に心を戻すのですね。たとえば、家にいるときに電話がかかってくる。そういうとき、リーンと鳴ると、まだ受話器を取ってもいないのに「はーい」なんて言う人がいますね。

——ははは（笑）。

ベルの音を聞いたとたんに走り出す人もいる。「はい、はい、はい」とか、全然意味のない返事をしながら、ね。それは反射的な反応なわけ。でも、電話が鳴ったときに、「電話だぞ」と思って、自分が出るべきか出ないべきか一瞬でいいから考えるべきだし、いま自分がやっているものを終わらせてから電話に向かうことだってできるわけです。

——そうか。出ないという選択だってあるわけですね。

そう、出るタイミングを自分ではかったっていいのだし。反射的にいつも出るというのは考えてみればおかしな話でしょう？

新幹線でもよくビジネスマンがやってますね。携帯が鳴ってしまって「しまった」と思うものだから、いち早く出て、「ちょっと待ってください」なんて慌てふためいて固まっている。でも、鳴って「まずい」と思ったら、すっと立って、デッキに出てから携帯を開けて出ればいいわけだし、そんなに硬直する必要はないでしょう。

反射的に何かをやってしまうから、最善のことを判断する余裕がなくなってしまう。携帯を手に転びそうになりながらデッキに出て行く人が時々いるけれども、そんなに焦る必要はないわけで、そんなことをしても実際、早く出られるわけではない。だけどそういうことは日常生活のなかでしょっちゅう起こっているんです。

結果に気をとられる——エンド・ゲイニング

インヒビションが効かない状態のことを、アレクサンダー・テクニークでは〈エンド・ゲイニング end-gaining〉と呼んでいます。「結果」に意識が行ってしまっていて、現状とこれから起こるべき経過に対して意識がない状態。つまり「電話に出るぞ」と思うも思わないも、もう走り出して、そばにあるものにぶつかったり……。結果に気がはやると、現状を忘れて、習慣的な反応でコトを済まそうとするわけです。

――結果に気がはやる。なるほど……。

状況を判断する余裕をもたないまま、「やらなくちゃ」と思ってやるわけだから、身体が現状に見合わない動きになって、そばにあるものにぶつかったりといった、困ったことが起こる。私たちの感覚（五感）というのは状況を判断するためにあるわけで、そのために二四時間三六五日、無休で働いているわけです。

――はい。

感覚をいつも働かせていればいいだけのことなのですが、それがなかなかできません。時間がないからという問題ではなくて、私たち自身が感覚から来る情報をシャットアウトしているのです。状況にかかわらず、いつもの習慣的な方法でしか応じていないということは、リアクションのための選択肢が一つしかないということになります。

——リアクションのしかたが悪いのではなくて、その状況に合っているかどうかということですね。

そう、やりかたの問題ではなくて、今の現状に合うやり方を選べるかどうかにかかっているんですね。感覚からの情報をちゃんと取り入れてさえいれば、誰でも、状況を読むことができて、自分の身体の能力を生かす可能性を選択する能力はあるわけです。だけど、その状況の情報を取り入れて判断する余裕がないときには、結果を出さなくてはいけないという課題が押し寄せると、前々から入っている情報を使って習慣的な反応で済ませてしまう。

いろいろな課題が出されてそれに向き合うというのは、子供のころからあることですが、大人になったときには特に、いろいろな課題を設定したり、設定されたりしたときに、エンド・ゲイニングに向かい始めてしまう。結果を出さなくてはいけなくなってしまって、今までずっと自然にやってきたこと——今、やっていることや周囲の様子をわかりつつ反応し適応していたことに、急に注意が行かなくなって、習慣的に結果へ向かってしまうというような状況が重なってきます。

「結果を出せ！」――ビジネスマンの結果と目標

たとえばビジネスの場では、日本の場合は特にそうだと思うけれど、「結果を出せ」と言われますね。

――ハイまさに。今は特にそういう時代ですね。

売上げという「結果」で評価されるとき、その人自身が結果に意識が行ってしまって――結果を出すことは当然ではあるけれども――結果を出している過程に意義を見つけられなくなってしまう。他人はその人の「結果」だけに興味を持っている。過程はどうでもいい。どんなことをしてでもやって来い、というわけ。そういう他人の目（価値判断）でもって自分を見るようになると、自分自身の経過にも興味がなくなってしまうというか、見て見ぬ振りをするようになる。身体に痛いところがあっても、あまりに過剰な負担がかかっていても、自分で自分に目をつぶるというような状態になってしまう。

——それで過労で身体をこわしたり、精神的に追いつめられてしまうという人が増えているのでしょうか。

そうかもしれませんね。

でも、自分自身のことに興味を持っている人は、当然、目標としては結果を出したいわけだけれども、そのためにはどうしたらいいか、どのような方法をとれば一番良い結果を出せるかと思慮深くなるはずです。それで、最も効率よく、苦労や負担も少なく頑張ることができて、良い結果が多く、あるいは早く、出るようになる。

――評価はあとからついてくる、とはよく言われますが……そういうことでしょうか。

そう、評価が目的ではなくて、経過に興味を持つことで、やっていることがぐっと変わるはずなのね。

目標と結果

F・M・アレクサンダーは「インヒビションがなければミーンズ・ウェアバイがない」と言っています。ミーンズ・ウェアバイがないということはつまり、エンド・ゲイニングになっているということです。結果さえ出れば過程はなんでもいい、と。

でも、「横断歩道を渡って向こう側に行く」という結果を目指して行動するときに、周りの人が歩き始めたから無意識のうちに自分も歩きだして、自転車にぶつかりそうになって怖い思いをしたり、実はまだ青になっていなくて、進んできた車にクラクションを鳴らされてびっくりしたり、なんてことにはならずに、最も安全に横断歩道を渡れる方法を見つけることが、本来はいちばんの早道なんです。周りの様子を見て、自分の身体の状態を感じて、という一段階を踏むことが、本来は自分にとっては最も良いはずなんです。

――なるほど……でも会社づとめをしていると、「結果を出せ」というのは日常的に言われますから。過程がどうあろうと、最短の時間で効率よく、できるだけ良い結果を出す、という社会に私たちは生きているわけで、そこで一人だけ、「過程が大事」とはなかなか思えないです。

でもね、本当に最短の時間で有効な結果が出ているとは限りませんよ。もしかしたら、もっと短い時間でもっと良いクオリティの仕事ができていたかもしれません。他人の目から見ての結果を目指すのか、自分にとっての目標を目指して努力するのか、それによって、できてくるものが違うんです。

――ええと、どういうことでしょう？　先ほども、人から見てという視点の話が出ていましたが、私たちがふだん口にする「結果を出す」というのは、人から見ての結果なんですね？

そう。会社の上司が言ったからとか、先生が、お母さんが言ったから、社会がそう望んでいるから、といった、抽象的な第三者から見ての、ね。

――でもそれは、必ずしも自分が本当に望んでいることではない、と。

「目標」と「結果」は違うのよ。他人にとっては結果に過ぎないのね。だけど自分にとってはあくまで目標なの。目的とか達成点と言い換えてもいいけれど。他人にとってはあくまでもすべては結果でしか見えない。

——そうか、でも自分には結果に至るまでのさまざまな過程がある。その過程をどのようにしたかによって、たとえば同じ結果になったとしても、自分のなかではまったく違う意味を持つものになるかもしれない。それは確かに「目標」として目指すべきものですね。

そうです。目標なんです。

日常のおかしな失敗

エンド・ゲイニングになってしまうとどういうことが起こるのか、もう少し例を出してみましょうか。私たちは日常生活のなかで、しょっちゅうエンド・ゲイニングをして、おかしなことをいっぱいやっているんですよ。たとえば……。

今日、私はエンド・ゲイニングを二回やっていますね。何人かの生徒のレッスンをしていたのですが、途中の一人（音楽家の生徒）のレッスンが延びてしまった。はっと気がついたら一五分くらい過ぎていて慌てました。音楽の生徒なので、マンションの地下のピアノのある部屋でレッスンしていたのですが、次の人は上階の部屋でレッスンするので、部屋の入口で待っている。寒い季節ですから、私はその人を早く部屋に入れてあげなければと思って慌てて上の階に行こうとしました。

——それは焦りますね。

そう。ところがマンションのピアノ室を借りてやっているので、きちんと部屋を片付けて出なければならない。それがわかっているのに生徒に挨拶するのもそこそこにして、ぱーっと部屋を飛び出してしまったわけ。飛び出してから「あっ」と思って、部屋に戻って、生徒さんに「片付けてきて」と。それで次の生徒を迎えに行くのに、また少し遅れているのね。

――なるほどね。早く行っていたはずが。

遅れているのに気づいて、生徒を今から迎えに行こうと思ったときに、「私は今から迎えに行くから、ピアノの周りの片付けてきれいにして、暖房と電気を消してから出てね」と言いながら部屋を出れば良かったのに、飛び出して止まって戻ってドアを開けて叫んで、という無駄なことをしているわけです。そして、次の人もまた少し待たせることになりました。エンド、つまり結果も良くないことになったわけです。

そのあと、私はもう一つエンド・ゲイニングしました。レッスンを終えたら別の打合せに外出するという予定でしたが、やはりまた少し遅れ気味でした。それで焦って支度をして、靴をはいて、さあ出ようとしたところで気がついたわけです。洗濯の乾燥機を回すことと、ごみをまとめることを忘れていた(笑)。東京のレッスン室には二週間後でないと来ないから、それまでは洗濯物もごみもそのままになってしまう。

でも、ここでもう一度靴を脱いで乾燥機を回し、ごみをやっているとすごく遅れてしまう。それであきらめた。今、そのことを思い出してすごく嫌な気分。

――ちょっとした悲惨。よくあることです（笑）。

そうでしょ。というわけで、エンド・ゲイニングをしたときというのは、意識がエンドに飛んでしまっているので、一瞬、今置かれている状況や立場がわからないまま、つい何かをぱーんとやってしまう。でも後であっと気がついて、余計な何かをすることになる。結局は、目指したはずのエンドもなかなかいい質には終わらない。

――自己嫌悪も起こるし。

そう、自己嫌悪をしながら焦って打合せ場所に向かってせかせか歩いている自分がいる。気持ちよく歩いてはいないわけです。インヒビションが効いていれば、すべては効率良く、最短の時間でできたことです。「遅れてしまった」

と思ったときに、「ちょっと待て」と思って状況を判断すれば、部屋を片付けたり、乾燥機のスイッチを入れたり、ごみを手早くまとめることはできた。結果だけ見れば、ちゃんとやっているように見えるけれど、自分自身は全然そう思えない。要領よくやれれば、遅れももう少し短縮できたはずで、エンドの質も良い。そういうことは日常生活のなかではしょっちゅう起こっているでしょう？

――ふうううむ。なるほど！

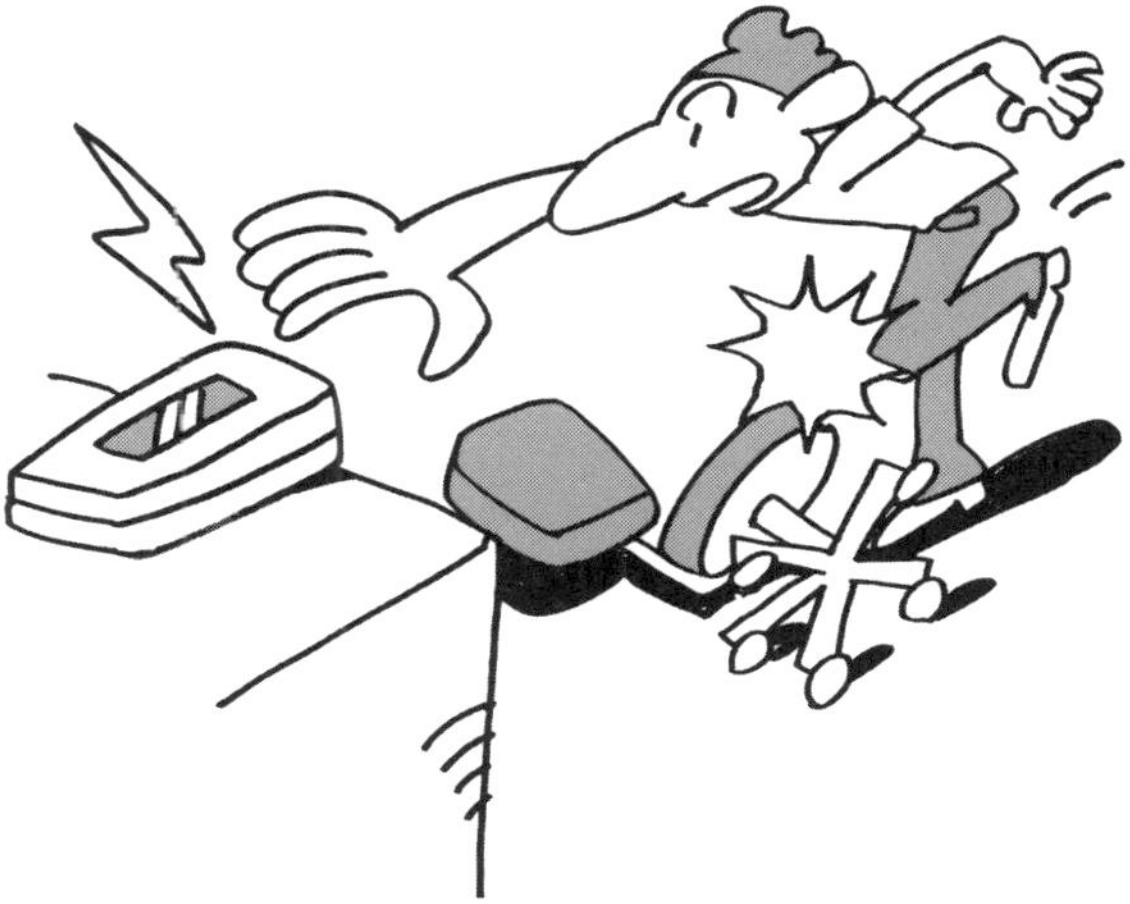

エンド・ゲイニング

Lesson 7

アレクサンダー・テクニークとは

――先生、今日はちょっと違うことを聞いてもいいですか？

ハイ、なんでしょう。

――先生は、どうしてアレクサンダー・テクニークの先生になったんですか？　そもそも、これを考えたアレクサンダーという人は、どういう人だったんでしょう？

F・M・アレクサンダーというのは、もともとはオーストラリア出身の俳優です。舞台で演じているときに、ふだんの生活ではなんともないのに、どうしてか声がかすれたり出なくなってしまう。医者に行っても原因がわからず、「声を出さないで、休むように」としか言われない。それでとても悩んで、医者に頼らず、自分で原因を探そうと思ったのね。舞台で声を出すときに何かふだんには見られない特別なことを自分がしているのではないか、それがトラブルの原因ではないか、と。

身体の間違った使い方

それで、観察を重ねてわかってきたことは、どうやら自分は、話そうとすると首が硬くなって、頭を後ろに引きおろしている、そして、のどを押し下げてしまっているらしい、ということでした。そういったパターン化された動きをなくすように努力をしてみたところ、声の質が明らかに良くなって出やすくなってくるのがわかった。アレクサンダーはこのことから、身体の一部の間違った使い方（誤用《ミス・ユース》）が、身体全体の機能に悪影響を及ぼしてしまっているのではないかと考えたのです。

そこから彼は、自分の行動や身体の動きをさらに詳しく観察していって——その過程で、観察のために不可欠な〈インヒビション〉が生まれたのですが——、身体には〈プライマリー・コントロール〉が備わっていること、間違った使い方は、身体だけではなく頭（マインド）にもあって、習慣的に「正しいと思っていること」をしてしまっているが、それこそが実は誤用《ミス・ユース》につながっていること、を次々に発見していきました。

そうしてアレクサンダーは、その後数年をかけて、「自分自身の使い方」(The Use of Self＝アレクサンダーが一九三二年に出版した三冊目の本のタイトルです）の独自のテクニックを確立していきます。その有効性は多くの人に知られるようになって、二〇世紀に入ったころにアレクサンダーはイギリスへ渡って、演劇に限らずいろいろな分野で活躍する人たちを対象にレッスンをするようになりました。そのかたわら、このテクニックを教える教師の育成にも力を注いで、多くの弟子を育てるなど、精力的な活動をしました。

――なるほど「自分の使い方」ですか。まえに、アレクサンダー・テクニークはとてもシンプルだけれども、人間が生きていくための根本的な一つの術《すべ》であり技法《テクニック》なんだ、とおっしゃっていましたね。本当にしたいことができるようになるための、心身のコントロール術、と。つまり、自分自身の使い方を間違えなければ、舞台の上で声を出したいのに出ないといったトラブルもなくなって、やりたいと思うことを実現できる、と。

テクニックといえば、日本ではアレクサンダー・テクニークと訳されて紹介されていますが……。

「テクニック」でももちろんいいんです、どっちでもいいの（笑）。たまたま最初に関連書が翻訳出版されたときに「テクニーク」と紹介されて、それから用語としては「テクニーク」が定着してしまったのね。

――あ、そうなんですか。なにか深ーい理由があるのかと思いました。先生も、もともとは声楽家とお聞きしましたが……アレクサンダーと同じ舞台人なんですね。

はい、そうです。音大の声楽科を出てヨーロッパに留学していたときに、たまたま当時ついていたミュンヘンの声楽の先生から紹介されて、アレクサンダー・テクニークの先生のレッスンを受けにいったのが始まりです。その声楽の先生はとても良い先生で、声というものがなぜ出るのか、解剖学的な知識も含めて、基本のところから教えてくれて、本当に楽しいレッスンだったんです。喜んで学んでいる私を見て、もっと理解を深めるためにと、アレクサンダー・テクニークを勧めてくれたんですね。

それまでに、特定の歌曲を歌いこなす技術とか解釈についてはたくさん学んできましたし、それなりに充実していました。でも、もっと根本的な、普遍的な次元で、「歌う」とは何かということ、そこに自分は興味をもっていたんだということを、私はそのとき改めて発見したんです。アレクサンダー・テクニークを学ぶことで、それまでなんとなく曖昧《あいまい》なままやってきたことがクリアになっていき、自分の声、歌も変わっていきました。そうこうするうちに、演奏家としても活動はもちろん続けていきたいけれども、それ以上に、もっとこういった基本的なところを突っ込んで勉強していって、良い教師になりたい、なれるのでは、と思うようになったのです。

教師になりたい、と思ったのは、日本の音大にいたころの体験がベースにあります。私もアレクサンダーと同じで、練習すればするほど声が出なくなって、先生も「声を休めなさい」と言うばかり、という時期がありました。翌年には卒業試験を受けなければいけないというときだったので、どうしたらいいのか、本当に苦しかった。

ところが、ろくに先生にレッスンを受けられないまま、一年近く休んだあとに受けた試験で、優秀な成績をとってしまった。そのとき私は、嬉しいよりも、「じゃあ今まで必死になって練習したりレッスンで教わったりしてきたことは一体なんだったの？」「一所懸命練習してきた友人より、休んでいた私のほうが優秀って、どういうこと?!」と憮然《ぶぜん》とする思いでした。何もしないほうが良い成績になるならば、これまで受けてきた声楽のレッスンは、どこか、何かが、間違っていたということになるのではないでしょうか？

ヨーロッパやアメリカで、アレクサンダー・テクニークの優れた教師たちを訪ねていっては貴重な教えを受けているうちに、日本の音楽教育の問題点がだんだんとはっきりしてきました。歌う技術は教えるけれども、それ以前に、自分の身体がどうなっていて、どういう使い方をすべきかということを教えていない（教えられない）。声が出なくなるといったトラブルで生徒が悩んでいるときに、どこに原因があるのかを判断してアドバイスできる教師がいない……。

――根本の部分を教育できていないということなんですね。

ハウ・トゥではなく

日本は、明治以来百年あまりのあいだに、西欧のクラシック音楽をこれだけ自国の文化のなかに広く深く浸透させて、自分のものにしたように見えます。若い世代では優れた演奏者たちもたくさん、世界で活躍するようになっています。でも、突出して才能にも環境にも恵まれたエリートは別として、全国にたくさんある、ごく標準的な音楽大学で行なわれている教育のレベル・質は、この百年でどれだけ進歩してきたのか、私は疑問を感じずにはいられません。

明治期に西欧の文化を必死になって勉強して取り入れた、その努力は素晴らしいけれども、その段階ではまだ、観衆・聴衆としての感動はあったとしても、その文化の背景にある豊かさや奥深さには、とても理解が及ばなかったはずです。取り入れたものはおそらく、文化のごく上澄みの部分で、芸術家（演奏家）として必要な技術についても、もしかしたら枝葉末節の技術に過ぎないものだったかもしれません。

百年以上たって、その豊かさや奥深さに触れる機会は格段に増えて、変わってきたことも多いでしょうが、こと教育に関するかぎり、旧態依然のレッスン法がそのまま受け継がれているように思えるのです。

――旧態依然というのは……。

まえに、「座る」というレッスンでこんなことを言いましたよね。自分の心身の状態をちゃんと感じとることができて、コントロールが効いていれば、臨機応変にその場の状況に合わせて行動できるのだから、あらかじめ正しい姿勢だとか動きかたのハウ・トゥを決めておく必要なんてない、むしろ、決めておいてはかえって良くない、と。

――そうでした。スマートに座ろうなんて思って、かえって椅子から落ちそうになったんでした。座り方のハウ・トゥに気をとられて、自分の身体の状態を無視していたんですよね。

旧態依然の教育とは、その「ハウ・トゥ」をひたすら教えてきた教育ではなかったか、と思うんです。

――あ……（なるほど）。

根本のところの、「自分の心身は今、どうなっているのか」「どう心身をコントロールをすれば、望むことが実現できるのか」に目を向けようとしないで（その余裕もなかったのだと思いますが）、「歌うときの正しい姿勢はこうだ」とか「鍵盤に置く指はこのように丸い形で」というふうに、型でハウ・トゥを伝える教育をいまだに続けているのではないかと……。

――ハウ・トゥを教えて根本のところに目を向けないから、応用がきかないとか、思いがけないトラブルに対処できないとか……そういうことですね。

そうです。

西洋の文化を短期間で取り入れようとした明治期、どのような教育法が良いのかも判断ができないまま、とにかく教育が始まってしまった。そこでとりあえずは見よう見まねで「型」から入ることからスタートしたのかもしれません。

ピアノならピアノの音色を聴いて、明治の人たちが美しいと感動して、ぜひあのような音楽を自分たちもやりたいと思って始まったことだと思うのです。でも、聴衆として感動することと、実際に自分たちが作曲したり演奏したりするという「創造」とはまったく質の違うもので、その美しさがどこから来るのか（根源）、そして、どこへ行こうとしているのか（意図するもの）がわかって初めて、本当に創造的な営みと言える。明治期の人たちは、おそらく、その美しさの根源――背景にある文化や歴史、何を目指している芸術なのかといったことには思いをはせる余裕もなく、まずは楽譜に書かれている記号をどう演奏するのか、手や腕の形はどんなふうにすべきか、という技術的な方法論からスタートしたのだと思います。そのようにハウ・トゥが決まってしまえば、教えたり学習したりすることが簡単にできるからです。

けれど、何のために、何を目標に、そうなっているのかがわからないまま、方法にこだわってしまうと、応用がききません、自分から自発的に何かを感じても、それしか方法を知らないと、表現することもできない。型から入るのでは、本質はつかめないし、本当の創造力にはつながらないのです。

みずからの創造力で

そもそもの目標がわかっていれば、自分の心身の状態や、周囲の状況に合わせて、おのずからハウ・トゥは決まってきます。鍵盤の上で指をどのくらい丸くするかといったハウ・トゥを、先生が先に設定してしまって教え込んでも意味がない。でも、私たちは往々にして、そういうハウ・トゥこそが学習すべき技術だと思いこんでしまうのですね。そして、ハウ・トゥにこだわるあまりに、現状を捉える心身の感覚をみずからシャットアウトしてしまう。そういう逆転は日常生活のいろいろな場面でたくさん起こっているのです。

アレクサンダー・テクニークを学ぶことを通して、私はそういうことに目を開かされました。そして、もしかしたらこれは、音楽教育に限らず、日本の文化、日本人のメンタリティに共通して見いだせる問題点なのでは、とも思うようになりました。

私はたまたま自分が音楽家ですし、現在教えている生徒も、音楽の学生や演奏家が多いものですから、アレクサンダー・テクニークの有効性というのを、日々、ダイレクトに実感する機会に恵まれています。明らかに音や声の質が変わり、身体がラクに自然に動くようになるのが、自身で体感できるし、そばで聴いている人にもはっきりわかるのです。

アレクサンダーの教師になって、いろいろな生徒を教えていると、現代日本の社会が抱えている病理のようなものが日々突きつけられてくる気がして、日本の将来は大丈夫だろうか、などと思って落ち込んでしまうこともあります。でも、テクニークの有効性を身をもって体感した人たちが、伸び伸びと自分らしく活動を始めているのを見ると、本当に嬉しく励まされる思いがします。アレクサンダー・テクニークを選んだことは間違いではなかったし、もっと多くの人に伝えたい、伝えねば、という気持ちになるんです。

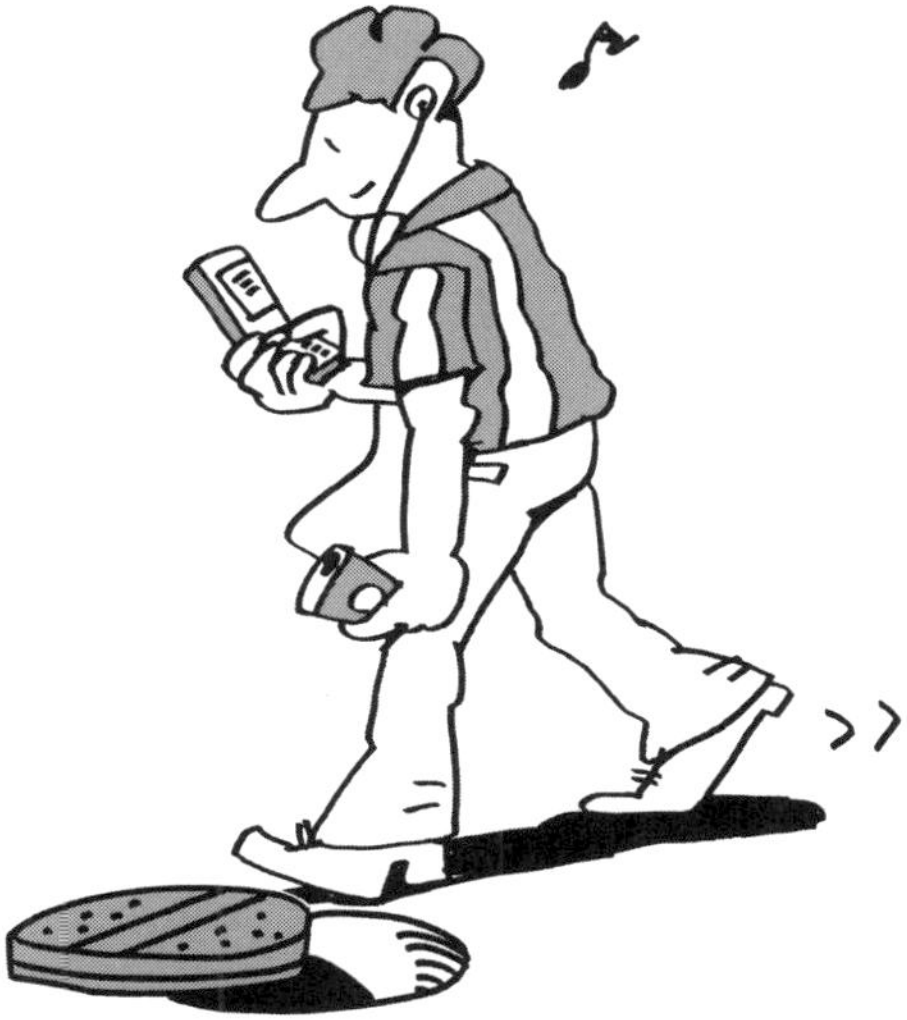

気づきは…？

Lesson
8

アレクサンダー・テクニークの応用

——こんにちは……。

どうしたの、暗い顔して。

——このところ仕事が忙しかったんですが……首と肩が凝《こ》りすぎて、頭は痛いし気持ちが悪いし……。なんとかならないでしょうか。

なんとかって言われてもね。ちょっとこっちに来てごらんなさい（ハンズ・オンで、しばらくの間、頭や首、肩、顎などに触れる）。

——……あれ？　なんだか軽くなった気がする。あれ？　すごいなあ。気のせいかな？

頭とか肩とか、バランスが変わるように少しお手伝いをしたんですけれど。楽になったでしょ？

——はい！　少しすっきりしました。すごいですね、先生。こんなことも可能なんですね。

このあいだ、ぎっくり腰になっちゃったと言って生徒さんが来てね。上半身全体が固まってしまったようになっていてとても辛そうだったので、〈ライ・ダウン〉をやったら、その場で治って痛みがなくなってしまったんですよ。

——ライ・ダウンっていうのは、確か、仰向けに横になって、頭と首、そして脚や腕を意識していく課題《プロシージャー》でしたね。

そう。ライ・ダウンというのは本来、先生にやってもらうものではなくて、自分でやるものだと私は思っているのですが（もちろん最初の一、二回は教えますし、一緒にやるほうが、身体のことを感じやすく認識しやすくなるから効果はあがるのですが）、毎日少しずつライ・ダウンをやることによって、自分の身体のどこに緊張があるかということが少しずつわかってきます。立っているときより安全ですし、首が自由になるとか背骨が伸びるという点では、横になっているほうが自然にそうなりやすいので……。

私も、毎日眠るまえに必ず、自分の身体が今、どうなっているか、確認するような気持ちでライ・ダウンをやっています。

治療とヒーリング

それで、そのぎっくり腰の生徒さんのことですけれど。家に居るときは痛くて痛くて、自分でライ・ダウンをしてみたのだけどダメだったんですって。でもここに来てやってみたら痛みがまったくなくなってしまった。だから私が偉いという話ではないんですよ（笑）。つまり、身体というものはもともとそれだけの力を持っているということですね。背骨と頭の関係をつねにコーディネートしながら動かしていれば、身体は自分で自分をヒールする（癒す）力を持っている。だから、決して無理をしないで、今、この場でできる範囲で——だから痛くないようにできるのですが——今の身体の状態を認識させて、意識で納得させながら少しずつそろそろ動かしていくと、実際に治ってしまうところまでいけるものなんです。

——じゃあ、今、私の首とか肩を触っていたのは、身体に自分の状態を認識させたということですか？

そうです。アレクサンダー・テクニークは、身体の具合の悪いところを「治療する」「治す」ものではないのです。でも、実際に、アレクサンダー・テクニークを使って動くと癒し《ヒーリング》が起こる。どうして私のところに来ると、肩が凝っていたのが治ってしまうのか、ぎっくり腰の痛みがなくなるのか……。不思議と言えば確かに不思議ですけれど。治すことは決してアレクサンダー・テクニークの目的ではないのですが、でも、アレクサンダーを使いながら生きていると、身体の能力のおかげでヒーリングが起こるということなのですね。

もともとアレクサンダー・テクニークは人間の身体のプライマリー・コントロールを確信し、ダイレクションが起こっていることを確信しています。人間の意識と身体が一体化していることの力を認め、それを前提に構築されているテクニックなんです。人間は本来、心身をコーディネートして生きているのだけれど、現在は、意識だけが先走って身体が置いてきぼりになっているような、コーディネーションの歪みが起こってしまっています。その本来のコーディネーションを取り戻すための道具、術《すべ》としてアレクサンダー・テクニークはあるわけです。

――私や、そのぎっくり腰の人のように、身体に痛みがあって来る人は多いのですか？

ほとんどの人が、多かれ少なかれ、身体のどこかにトラブルを感じていて、それをなんとかしたいと思ってやってきますね。治すのが目的でないと言っても、そういう要望にもある程度は応えていくことになります。

身体に障害のある人もいます。先日来た音楽学生は、手術の後遺症で足の動きが少し良くないと言う。ふだん手を使わないと立てないと言うのですが、ヘッド・リードでやってみたら、手を使わなくても立てました。ただしリードのしかたは普通の人とは違って、身体の一部に「できない」ことがあるわけだから、普通の人とは違う部分をより多く使わないといけない。でも、それを心得さえすれば何も問題はないわけです。

ヒールすることはできないけれど、今もっている能力をいかに使うか、生かすかということをアレクサンダー・テクニークは教えてくれる。他の人と比べてどう、ということではなくて、自分が持っている能力を最大限に生かしていく、自分の最高を目指すというところに目標を置く、そういう可能性を示されると、希望が持てますね。

――他人と比べてではなく、「自分の最高」を目指す、ですか。そういうの、いいですね。

いろいろな応用法

――ほかに、どんな人がアレクサンダー・テクニークを習いに来ているんですか？

いろいろですけれど……対人恐怖症とか、心身症的な症状で悩む人も来ますね。人前に出ると緊張してしまって、喋れないし、ご飯も食べられなくなってしまう、という人がいて、その人はお医者さんにかかって薬も服用していました。そういう場合でも特別扱いをするわけではなくて、「自分で決めて動く」といったレッスンを続けていくうちに、だんだんと、「ああそうか、私は良い子でいようとか正しいことをしようとか、そう思うことで身体が不自由になっていたし、不安や恐怖を感じるようになっていたんだ」ということがわかってきたのですね。

F・M・アレクサンダーは、「トゥ・ビー・ライト（to be right 正しさ）を目指してしまうと、トゥ・ビー・ライトでなかったらどうしようという不安がいつもつきまとってしまって、首の委縮といった肉体的な反応が起きる」と言っています。身体が委縮して、動きが変になってしまう。そうすると失敗につながるわけです。気持ちの上で正しくありたいと思うばかりに、身体のほうは正しくできない状態へ向かってしまう。

――すごくわかる気がします。

そういうことを一つ一つ理解しながらレッスンを続けていくことで、自分で自分の心身に働きかけて、コントロールできるという自信をもつことができたようです。もちろん、お医者さんや薬の効果もあったと思いますが、薬で治ってもそういう達成感は得られませんからね。テクニークを使って、自分で心身のコントロールができて、自分の力で良い結果を生んできたという認識が、どれだけ精神を解放するか。それを強く感じたケースでした。

ほかには、そうですね、医師とか、セラピストといった、ケアをする立場の人たちも来ています。

——どういう動機で来られるんですか？

あるお医者さんの場合は、まずは自分の身体のいろいろなトラブルに悩まされて、なんとかしたいという気持ちで来たのです。でもそれと同時に、病院での治療ということに限界を感じて、患者さんの意識改革をするにはどうしたらいいか、と考えていたのですね。つまり、治療はここまではできる、でもその先は、患者さんが自分でやってくれなければ仕方がない。

患者さんの生活のしかたからアドバイスができれば、もっと治療の効果が上がるだろうけれど、診察の時間は限られているし、患者さんのほうでも、「先生に話を聞いてもらって薬をもらえればそれで安心」という意識がある。ちょっと良くなっても、同じ生活を続けて、また同じ症状が戻ってしまう患者さんも多い。

――そのお医者さん偉いですね、自分の身体も良くないけれど、患者さんにただ薬を処方するだけなのも嫌だったから来たんですね。

そう、それでは本当に「治療している」とは思えない、ということです。本当に、医師として、患者さんを治してあげたい、良くしてあげたいと思ったら、それでは足りないということを、その人は身をもって知ったのではないかと思うんです。

――そういうお医者さんが増えてくれるといいですね。

そうですね。もちろん、医療にしかできないことも多いですが、医師の究極の使命は予防医学で、病気にならないような生活指導をすることであるならば、アレクサンダー・テクニークは、そこで一つの役割を担えるかもしれません。

アレクサンダー・テクニークとの付き合い方

――かなり長くレッスンに通っている人もいるんですか。

いますよ。もういいかげん来なくていい(笑)、と言っているんですが、数ヶ月に一回は必ず来るという人もいます。

アレクサンダー・テクニークのいいところは、ふだんの日常生活のなかで、自分で実践できるというところです。でも、気づきの一つのきっかけとして、時折、レッスンで教師と一緒に自分自身を再点検することは、たしかに有効だと思います。

F・M・アレクサンダーは、このテクニークは「自分で自分を再教育する方法」だと言っています。身体のトラブルなどきっかけはなんでもいいのですが、人生の途上で、何か限界のようなものを感じたり、自分の生き方や日常生活に疑問をもったときに、きっとなんらかのヒントになるものだと思います。

ただし、レッスンを何回か受けたあと、「これで本当にうまくいっているのか」とか、「どうしても教えられたことを忘れてしまう」、「今までできていたことができなくなってしまった」といった困難を感じる人も多いのです。アレクサンダー・テクニークに触れて、少し変わったように思っても、日常の雑事や仕事に追われてしまって変えきれないうちに、ついそれまでの習慣で対応してしまってがっかりすることもある。良くないとわかっていてもそれでなくては仕事がこなせないということもあります。

そういう葛藤《かっとう》というのは変化の過程では当然起こってくるもので、むしろそういうことなしで「変われる」ことはないのかもしれません。毎日の仕事を続けながら、何か義務の伴うことをしながら、自分を変えるというのは本当に厳しいことなのです。

――もう一つ質問を。先生は、〈ボディ・マッピング〉というものの先生でもあると聞いたのですが……。たしか、音楽を専門にやっている人たちのためのものと聞きましたが、それもアレクサンダー・テクニークなんですか？

「音楽家ならだれでも知っておきたい〈からだ〉のこと」という教育プログラムのことですね。音楽家向けに〈ボディ・マッピング〉を教え、より良い演奏を目指すことを目的に組み立てられた六時間の再教育コースですが、これはいわばアレクサンダー・テクニークの分派と言えるかもしれません。

〈ボディ・マッピング〉とは、もともとはアレクサンダー・テクニークを効率よく学ぶために、八〇〜九〇年代にアメリカで考案されたもので、身体の正確な骨格や筋肉などの構造、機能などを再認識する方法です。これを教える公認教師は〈アンドーヴァー・エデュケーター〉と呼ばれています。

私は、アレクサンダーとアンドーヴァーの両方の公認教師の認定を受けていますが、アンドーヴァーの教師のなかには、アレクサンダー・テクニークの教師ではない人もいますし、そもそもレッスンを受けたことがない人もいます。つまり、〈ボディ・マッピング〉は、アレクサンダー・テクニークをベースに生まれたものだけれども、独立した存在であるということです。

Lesson 9

感覚のドアをあける

――こんにちは～。

久しぶりね。元気だった？

――はい。おかげさまで。身体が習慣的に動いてしまって、バランスを崩したまま何かしようとしたり、変なところに力が入っていたり、そういうことが自覚できるようになりました。時間はかかるけれど、「気づき」始めると、いろいろ面白いですね。自分はふだん、こんなことをしていたのか、と初めて知るというか。

そう。順調ですね。

——……（順調？）

デジタル思考とアナログ思考

このあいだ面白いことがあったの。私のところに来る生徒さんで、インヒビションをやり、ダイレクションを感じているうちに、明らかに身体の状態や質感が変わっているのだけれど、「ほら、身体の感じ、何かが変わったでしょう？」と聞いても、本人が「わからない」と言うのね。

——はあ。実際に何も感じられないのでは？

でもね、身体のある部分については、たとえば「首はどんな感じ？」と聞くと、「ええ、自由になりました」なんて言うのね。でも、全体としてどうかと聞くと、「変わった」でも「変わらない」でもなく、「わからない」になってしまって、そこで止まってしまう。実はそういう人は割合に多いんです。

——「わからない」と言う人が？

「わからない」で止まってしまう人が。たとえばビールを飲んで「ああ、美味しいな」と思う。ビールを見て「よく冷えていて美味しそうだな」と感じて（視覚）、実際に飲んだときには、味や香りを感じて（味覚、嗅覚）、喉から食道のほうに冷たく爽やかな液体が流れ込んでいって（触覚）、「ああ、美味しいなあ」と思う。そういう感覚は身体にたくさんある。一部分で感じとったことであっても、身体が動いている時、つまり「気持ちいい」とか「居心地が悪い」といった感じは、全身で受けとめているはず、何かを感じているはずなんです。

──ああ、なるほど、感じているはずなのに、「わからない」で止まってしまって、それ以上は追求しない人が多い、ということですか。

そう。私はそれは「0」か「1」かのデジタル思考の弊害なのではないかと思うのです。「変わっていない」か、「明らかに変わった」というのでない限り、つまり、「0」か「1」にならない限り、それ以上考えることをやめてしまう。ないことにしてしまう。でも、ビールを飲むときに全身で味わっているのと同じように、ふだんの、何気ない動作のなかで身体が感じているはずのものを「味わう」ことからすべてが始まるのね。

──そういえば、アナログ思考では「0」と「1」の間にあるものこそが大事なんだとか言いますね。

そう、人間の心身には「0」と「1」の間にたくさんのものが詰まっていて、そこが人間の素晴らしいところなんですね。でも、それを「わからない」で止まってしまって、ないことにしてしまっている限りは、自分の能力を見つけたり評価したりするチャンスを失っているということなんです。

成長するということ

赤ちゃんがハイハイをして、やがてつかまり立ちをして、一人で歩けるようになって……という過程を見ていると、自分の感覚だけをたよりに、試してみて、自分の能力（たとえば「つかまれば立てる」）を発見している。そうして発見したことが嬉しくて仕方がない。褒《ほ》められるから何かやっているわけではないのね。自分の力を自分で発見して、そこから生まれる確信と喜びが次の行動を呼んでいる。自発的な学習とか成長というのはそういうものだと思うんです。

ところが大人になると、人から言われたことをなぞることが学習だと思ってしまう。自分の感覚を使って、自分で自分の能力を発見し評価して次へ進む、ということがいつの間にかできなくなってしまう。自分ではなく他人の評価で動かされるようになってしまうのね。

――……耳が痛いです。赤ちゃんのほうが進んでますね。

別の生徒さんの例ですが、ピアノを勉強している人で、私はアレクサンダーのレッスンと一緒に音楽のレッスンもしますから、そのときはレッスン室でその人の演奏を聴いていたのね。

あるフレーズで、なぜかわからないけれど、不自然な間《ま》をあけて次の音を弾いた。当然来るだろうと思うところで音が鳴らなかったんです。それで、「どうしたの？　何か変じゃなかった？」と訊《き》いたら、「わからない」と言う。「ちょっと間延びして聞こえたけれどねえ。どうしてそんなに間をあけたの？」とよくよく訊いてみたら、ピアノの先生に「少し間をおくように」と言われたんだそうです。

それで、「なるほど、先生がそう言ったのね。じゃあもう一度、自分の音をよーく聴きながら、いいと思うように弾いてみて」と言ったら、ちゃんと、良い間合いで弾くことができたんです。

――つまり、その人は、先生に言われたことを忠実にやっていたけれど、自分で鳴らしている音は聞こえていなかった、ということですね？

そうなんです。自分の音に、本当の意味で、興味を持てていなかったんですね。先生に言われるままに弾いていただけで……。その先生がどうしてそう言ったのかはわからないけれど、多分、間《ま》がなさすぎたので、少しあけなさいという意味でそう言ったのだと思います。先生の言い方とか教育法にも問題はあるのだと思いますが、今はとりあえずそれは措《お》いておきましょう。とにかく、自分の耳で聴いて弾く――音楽に限らず、仕事でもなんでも、自分の感覚を信じて何かをすることができない、言われたことをその通りにやることが勉強であり仕事なのだと思いこんでいる人は多いんです。

——考えてみるとすごく滑稽《こっけい》ですね。でも、ありがちですね。

「わからない」で終わらせないこと。自分の感覚を信じ、追求していくこと。それは、それまで忘れかけてしまっていた感覚のドアを開けることなので、苦しいことでもあるんです。目の前にあることをとりあえず片づけて、早く成果を得ることを求められてしまう（エンド・ゲイニングな）社会に私たちは生きているわけで、そこでは、未知の感覚のドアを開ける努力というのは、一見、ムダなこと、面倒くさいことに感じられるようになってしまった。アレクサンダーの言うインヒビションがなくなってしまったんです

インヒビションというのは、「ちょっと待てよ」と自分の心身の動きにストップをかけて、一種の余裕（スペース）を意識的に作ることです。目の前の成果にこだわるあまりに、未知なる感覚、潜在的な能力を探ろうとする余裕や意欲を、現代社会はいつのまにか失ってしまったんですね。

ひらめきのスペース

茂木健一郎さんが、『ひらめき脳』（新潮新書、二〇〇六年）という本のなかで、面白いことを言っています。

脳には「空白」があります。突然「空白」といってもとまどうかもしれませんが、この脳における空白という問題は人間の脳を考える上で、本質的な問題なのです。……コンピューターにとって、情報がない、つまりスペースに空白があるという状態は、その言葉どおり「何もない」ということを意味します。しかし人間の脳の場合、少し意味合いが違ってきます。脳に空白があるということは、そのスペースに何か新しい情報が必ず入ってくることを、あるいはそれを期待できる状態にあることを意味します。つまり、人間の脳にとって、常に空白を持ち続けることは非常に大事なことなのです。……子どもというのは、大人より多くの空白があります。だからこそ、生きていくのが楽しみで、だんだん年をとると、空白がなくなり、楽しみが少なくなるわけです。未来というのは、人生最大の空白とも言えます（七五頁）。

インヒビションというのはまさにこの空白を作ることだと思います。「インヒビションをやってごらんなさい」と言うと、レッスンに来る人たちがよく言うんですね。「でも先生、忙しくて、なかなかそういう余裕がないんです」。

——あ。わたし言いました。

でも、私から見ると、スペースを作らずにあくせくと走り回っていても、逆に成果はあがらないと思うんです。第一、苦しいし、つまらない。そうこうしているうちに病気になって、病院通いをしたり、整体とかマッサージに通ったり……そのほうがよほどお金も時間もかかるではないですか？

――またまた耳が痛むお話ですね。でもその通りです、忙しいと走り回っていても、結局、いつまでたっても楽にならない。忙しさには変わりがないです。

でも、茂木さんも言っているように、スペースを作って、ドアを開けてみたら、考えてもみなかった「ひらめき」があり、予期しない成果が得られる、効率が上がる、ということが起こるんです。第一、自分の感覚を信じて、能力を最大限に生かして、気持ちよく自分の心身を動かすことができるとしたら、これほど幸せなことはないじゃないですか？　これは、元来、あたりまえのことなんです。でも現代社会では、これがいかに幸せなことか、わかるでしょう？

――はい、そのとおりです（降参）。

毎日忙しくて、成果を上げなければいけない人ほど、スペースを作る労力を惜《お》しんではいけないんです。アレクサンダー・テクニークは、そのための一つの術《すべ》として、とても有効なものなんですね。

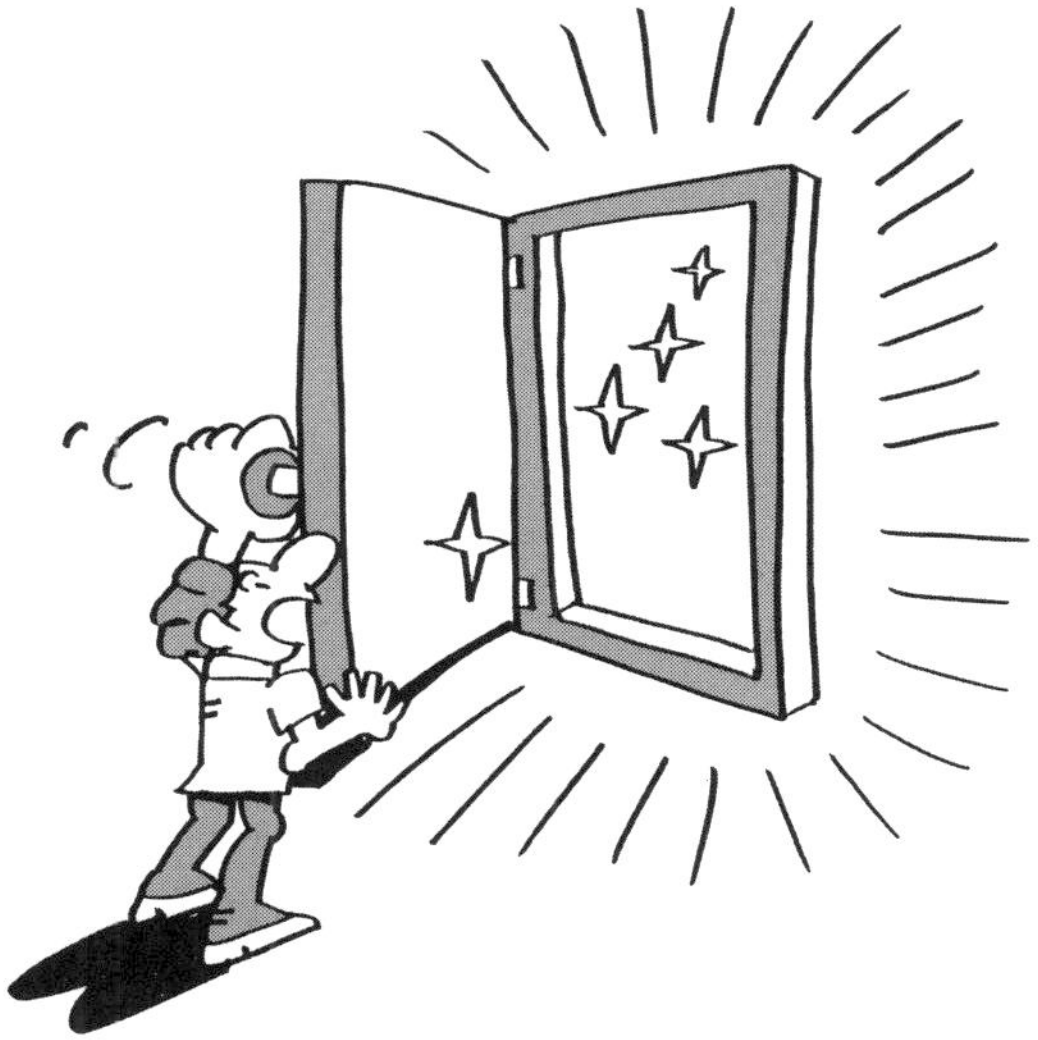

感覚のドアをあける

Lesson 10

日本人のアレクサンダー・テクニーク

「意識」の研究で有名な苧阪《おさか》直行さんという心理学者が提唱している「意識とワーキングメモリの階層モデル」というのをご存じですか？　とても面白いんですよ。

それによると、人間の意識は三つの階層に分けられていて、意識の最初の基盤となるのは、「覚醒（生物的意識）」。ここでは神経伝達物質が活躍して、色や形、音、匂い、味など五感から入ってくる感覚情報を受け止める作用が行なわれている。そしてその上の二つが人間の主観的な意識と深くかかわる領域で、中間にある「アウェアネス（気づき）」は、ただ漫然と情報を受け止めるのではなくて、何かに積極的に注意を向ける（＝気づく）段階のこと。そして一番上にあるのが「自己意識」の層。これは他の二つとは違って、外界からの情報をどう受け止めるかということから離れて、自分の内部に向かっていく意識。つまり、「わたし」とは何か、自分と他人との違いは何かということを、言語によって意味づけていく段階だそうです（苧阪直行編著『意識の科学は可能か』新曜社、二〇〇二年、三頁〜）。

心と脳の科学

――なんだか難しそうですね……でも、なんとなくアレクサンダーの発想と共通する匂いがしますね。

そうなんです、私がこの苧阪さんの説を読んでとても面白いなと思ったのは、アレクサンダー・テクニークのキーワードである「気づき」の概念が、この中間的意識の「気づき」にまさにつながっていると思ったからです。

苧阪さんの本からもう少し説明すると、この中間的意識の階層では、知覚的な気づきと運動的な気づきが大きな役割を果たしています。

知覚的な気づきというのは、たとえば視覚を例にとると、外界を私たちが「見る」とき、ただ漫然と見るということはなくて、何かに注意を向けて（意識的であるときもあれば無意識のときもある）、それが何であるかを理解しようとして「見る」。つまり「外界の対象の何かについての意味を探っている、あるいは理解しようとしている」（一七頁）。

そのようにして、対象の意味を感じとって理解すると（＝知覚的な気づき）、今度は、その外界に対して、積極的な行為によって適応しようとする。その適応のしかたのもとになるのが「運動的な気づき」です。常に動いている「動物」である私たちは、動いたり移動したり、何かの行為をすることによって、身体で外界に気づき、認識していくという側面があるというのです。

視覚的な気づきを「知識による認識」とするならば、運動的な気づきは「行為による認識」ということができる、と苧坂さんは言っていますが（二〇頁）、知覚（知識）による気づきと、運動（行為）による気づきの二つが合わさって初めて、人間の意識が形作られていく。これはまさにアレクサンダーが探求したことだったと思います。

――なるほど……二つが合わさって初めて人間の意識ができる……。

アレクサンダーは一九世紀末から二〇世紀前半に生きた人ですが、今、最も注目を浴びている「心と脳の科学」を研究している人たちの考え方と非常によく似通っていると感じています。

アレクサンダーが生きた時代は、心（意識）と身体は別のものとする、いわゆる心身二元論の時代でしたから、「心と身体は一体である」と主張するのはとても勇気がいったでしょうし、なかなか理解されにくかったと思います。けれども、アレクサンダーの弟子たちが、そこになにか真実のものがあると感じたから、今日までその教えが受け継がれて、現代社会にこそ必要な知恵だということで、今改めて注目を浴びてきているのだと思います。

アレクサンダーは学者ではなく表現者でしたから、理論ではなく実践として、人間が日常生活をより快適に、人間らしく生きられるための知恵と工夫を生み出した（アレクサンダーの教師たちはこれを「発見したdiscovery」と言っていますが）。そこにアレクサンダーの偉大さがあったと思います。

日本人のアレクサンダー・テクニーク

――日本ではこの数年、たくさんのアレクサンダー関連書が出ていますね。

そうですね。欧米諸国でのアレクサンダー・テクニークの普及と比べてみても、日本での関心の高まりは目立っていると思います。

その理由の一つは……もしかしたら気がついたかもしれませんが、アレクサンダーの教えというのは欧米ではとても東洋的なものと見られていて、「西洋の禅」と呼ばれることもあるんですよ。「今」のこの瞬間、瞬間を味わうとか、ありのままの自分を認識するとか。

——ああ、なるほど！　「今、ここ、自分を生きる」でしたか、そういった禅の言葉がありますね。まさにそのものですね！

そうなんです。もしかしたらそういうところで日本人が親近感を持ちやすいというか、受け入れやすいのかもしれません。

『国家の品格』の著者・藤原正彦さんと美子さんのご夫妻が翻訳して出版された『無我と無私』（ランダムハウス講談社、二〇〇六年）というとても面白い本があるのですが、ご存じですか？

この本はいろいろな意味で面白い本で、まず、著者のドイツ人オイゲン・ヘリゲルという人が、ちょうどF・M・アレクサンダーと同時代の人だというところが面白い。ヘリゲルさんはこの時代にはるばる日本にやってきて、弓道を通じて禅の修行をした。その体験記として出版されたのがこの本なんです（原題「弓道と禅　Zen in der Kunst des Bogen-schiessen」）。アレクサンダーと同じように、この時代に、禅という東洋の知恵に近づくヨーロッパ人がいたということ、それは私が思うに、意識先行の西洋的思考法になんらかの行きづまりを感じて、身体の感覚から人間の知恵を追求していこうという潮流が西洋にあったのだと思うのです。

この英語版は半世紀にわたるロングセラーだそうですが、欧米のアレクサンダー・テクニークの仕事仲間、特にロンドンの教師たちの多くはこの本を読んだことがあると言うのです。現代でも、アレクサンダー・テクニークに興味を持つ人たちというのは、とりわけ禅的な思考に惹かれる人たちなのかもしれません。

もう一つ面白いと思うのは、なぜ今、この本が改めて日本語に翻訳されて日本で紹介されたのかということです。多分、日本人のアイデンティティが中途半端に欧米化して曖昧《あいまい》になっていると思える現在、西洋人が禅を通して何を会得したのかを知ることで、将来に向けてのなんらかの示唆を得ることができる、と、そのような考えからだと思うのですが。

——欧米人の眼を通して日本の知恵を再発見する、というところでしょうか。

そういうところが、もしかしたら、アレクサンダー・テクニークが日本で注目されている遠因の一つなのかもしれません。

でも、アレクサンダー・テクニークはもちろん禅から生まれたものではないし、そういう境地を目指すものでもありません。禅と違ってすごいなと私が思うのは、身体の観察から得た知恵を、形而上学的な哲学とか宗教性や神秘性を帯びたものに昇華させてしまうのではなくて、あくまでも、日常生活を人間がより良く生きるための実践的なテクニック、術《すべ》とすることにこだわったというところです。そこがアレクサンダーの面白いところなのです。

日本人にとってなじみやすい発想であり、日常生活の中で気軽に使える術ですから、今後、日本でアレクサンダー・テクニークがますます広く知られるようになってほしいと願っています。でもその際にはぜひ、日本人のためのアレクサンダー・テクニークが発展していってほしい。日本とは風土も民族もまったく異なる土地で生まれてきたアレクサンダー・テクニークを、そのまま鵜呑《うの》みにするのではなくて、一番大切な原則の部分さえ揺るがせなければ、あとの「ハウ・トゥ」は日本人に最も合った、有効な応用法を見つけていけばいいと思うのです。なぜなら、アレクサンダー・テクニークは生活のなかで実践して初めて生きるものであって、知識として「こういうものである」と学んでも意味がないからです。

日本は、明治以来、急速に、しかも非常に大規模な形で、外国の文化を取り入れたという歴史があります。もともとの江戸時代までの日本は非常に成熟した、個性的な文化を持った国でした。そこにまったく違うバックグラウンドをもった文化が大量に流入して、それはもちろん良い面もあったけれども、その混乱と歪みとは、今に至るまで、広く、根深く、続いているように思います。

――それは音楽教育についてのお話でも出ていましたね。

そうです。日本人がこれから、音楽や美術などの芸術の領域に限らず、工業技術などあらゆる分野でも、なんらかのものを自分の表現として提示して、世界に認められるとしたら、表層のハウ・トゥの技術ではなく、何のためにそれをするのか、何を目指すのか、という核心の部分の自己認識が必要なのだと思います。もしかしたら江戸時代までの日本人はそれははっきりとわかっていたことかもしれません。しかし明治以降の日本人は、何が自分の核心なのか、何を目指すのかが曖昧《あいまい》なまま、今に至っているのかもしれません。アレクサンダー・テクニークは、そのような日本独特の問題をときほぐすための有効な手助けとなり得ると思っています。

――シンプルだけど、大きな可能性を秘めたものなんですね。

私がアレクサンダー・テクニークに惹《ひ》かれるのは、その普遍性です。アレクサンダーは人間の心（マインド）と身体（ボディ）を扱う。これは、民族や文化が違っても、性別の違い、年齢の違い、社会的立場の違いがあっても、普遍的なレベルで人間を扱うことができるということです。

ハウ・トゥは文化やその他の環境や条件に左右されます。でも、人間としての原理は同じです。オーストラリアで生まれたアレクサンダー・テクニークが、ヨーロッパからアメリカへ、そして日本へと広まってきたのは、そのような特質のたまものでしょう。

アレクサンダー・テクニークは、演劇人や音楽家にとっては、舞台上でのベスト・パフォーマンスにつながる一つの有効な術《すべ》となりうるものです。でもそういった人々にとどまらず、自分の心身の能力や特質を最大に生かして、「やりたい」と思うことを実現したいと願う人にとっては、ビジネスマンであれ、スポーツに関わる人であれ、あるいは主婦であれ、誰にとっても貴重な術《すべ》となるでしょう。

対談

身体と声を考える

鴻上尚史 × 小野ひとみ

鴻上尚史《こうかみしょうじ》　劇作家、演出家。第三舞台主宰。著書『発声と身体のレッスン』（白水社、二〇〇二年）、『孤独と不安のレッスン』（大和書房、二〇〇六年）、『俳優になりたいあなたへ』（ちくまプリマー新書、二〇〇六年）など多数

鴻上　「身体と声を考える」対談、今日はアレクサンダー・テクニークの先生、小野ひとみさんです。

何故、小野先生に登場いただいたかというと、私は一年間イギリスの演劇学校に行ってたわけですが、どこの学校でも身体に関するレッスンはアレクサンダー・テクニークが取り入れられてました。身体をほぐすというか、身体を自覚するというか、身体をみつめるテクニックはアレクサンダー・テクニークが中心になっているんです。僕の行ったギルドホールというのは、それ以外にムーブメントの授業もあったんですが、演劇学校によっては、ムーブメントの授業＝アレクサンダー・テクニークというところもたくさんあって、それはいかにアレクサンダー・テクニークというものが定着しているかということの証明だと思います。僕は授業で半年間、アレクサンダー・テクニークを教えてもらったんですが、それだけでは足らないと思ったので、週に一回ロンドンにいるアレクサンダー・テクニークの先生に自分で授業料を払って通いました。でも、それが四〇分で五千円だったかな？　基本のレッスン時間でどれくらいでしたっけ？

小野　三〇分くらいですね。

鴻上　はい、きっと三〇分だったと思います。それで五千円くらいかかったんです。

当時の経済状況ではとても苦しかったです（笑）。で、日本にはちゃんとした資格を持ったアレクサンダー・テクニークの先生がいるんだろうか？　と帰ってきて不安だったのですが、いらっしゃいました。ご紹介しましょう、小野ひとみさんです。

小野　その紹介の仕方、ちょっと大げさじゃない（笑）。

鴻上　いいんです。それではまず、読者には「アレクサンダー・テクニークって一体なんだ？」というのがあると思うんですね。詳しいことはアレクサンダー・テクニークについての本も出版されていますので、それを読んでいただくとして、簡単に「アレクサンダー・テクニークとは何ぞや」ということを聞かせていただければと。

……習慣から自分を解き放つ

小野　簡単に言ってしまうと、「習慣的な反応から自分を解き放つための方法」と言えばいいのかな。アレクサンダー・テクニークというのは、オーストラリアのF・M・アレクサンダーという人が作ったものです。彼は舞台俳優で公演の時に声が出なくなっちゃったんですね。お医者さんに行ったら、「疲れてるんだろう」と言われて、それなら休めば治るわけだけど、良くなっても、また舞台に出たら声が出なくなってしまうという状態だったんだそうです。そこで、ここが天才的だと思うんだけど、自分の身体が悪いんじゃなくて、自分のしている行為が悪いんじゃないかというところに着目したのが始まりなんですね。そして、数年にわたって自分の身体の動きを観察し続けて、発見したのが「方向性」というもの。「身体の中にある自然な方向性」ですね。その方向性を十分に伴わない動きをした自分が悪くて声が出なくなったんだということを発見したんです。

そこから、今度は、「方向性」があるのはわかったんだけど、いくらその「方向性」を自分で実践しようと思ってもできなかったのね。そして、どうもこれは「する」ものではないらしい、その「方向性」が自然に出るような状態に自分がならなければいけないんだ、ということに気づいた。でもそれも難しいわけです。日常は次の行動から次の行動へと忙しくて、あれやらなきゃ、これやらなきゃという状態。そういう日常に追われていては自身を意識をする暇がないですよね。じゃ、どうしたらいいんだということで、暇を作ろうということになって、そこから「自分の行動を抑制する」（インヒビション）という方法を見つけだすんです。その上で「方向性」を感じることによって、「自分はこう動きたいんだな」ということを実感して

「自分が動きたいようにやろう」と選択して実行していくうちに、声が出るようになった。要するに今までやっていた悪い行為を止めることができて、自然に自分の身体が声を出すという行為ができるようになったんですね。

その後、自分だけではなくて、芝居仲間に「こうやるといいよ」というふうに伝えていたのが、次第に広まっていって、それが非常に呼吸にいいということがわかっていったんです。彼はある時期「ブリージング・マン」と呼ばれていたそうです。そうしてイギリスに呼ばれることになるんです。

鴻上　アレクサンダーさんって、イギリスへは自分で行ったんじゃなくて呼ばれたんですか。

小野　呼ばれたんです。それも、自分が校長をしていたのを辞めてまで。イギリスに行って、向こうで教え始めたんですけど、アレクサンダーはもともと俳優だし、呼ばれたところが劇場に関係したところだったし、すぐにイギリスの伝統的な劇場社会の中に入っていって、大きく広まっていったんだと思います。

鴻上　イギリスに呼ばれたのが一九〇四年でしたよね。

小野　その後に大戦があったりして、アレクサンダーはすぐにアメリカに逃げちゃったんですけどね。でもその間に育てた人たちの活動があったし、その後は、アメリカの社会にも広まったんです。後にまたイギリスに戻って教えることになるんだけど。六〇代の時だったかな、脳梗塞になって、左半身が動かなくなってしまうんです。でも、自身のアレクサンダー・テクニークによって回復して、亡くなる八日くらい前まで現役の教師として教えてらしたそうです。

鴻上　で、小野さんがアレクサンダー・テクニークの教師になろうと思ったのはどうしてなんですか？

小野　それはですね。私がミュンヘンで声楽を勉強していた時の先生が、長い間アレクサンダー・テクニークのレッスンを受けていた人だったんですね。私ってね、「歌ってどうしたら歌えるの？」っていうことに興味がありすぎる人だったの。そしてその先生もそういうことを教えるのが好きだったのね。ある時、「あなた、そんなにいろいろ興味があるなら、アレクサンダー・テクニークを受けてみたら」と言われて、行ったんです。そしたら好きになってしまって。そのうち「あなた素質あるよ。アレクサンダー・テクニークの先生になったらどう？」って言われまして。私も「なるなる」とか言って、さっさとイギリスに行って、トレーニングを受けて、三年間で教師の認定をしていただいたんです。

鴻上　アレクサンダー・テクニークの先生になるにはどれくらいのトレーニングが

必要なんですか？

小野　一六〇〇時間以上です。学校によるんですけど、三年くらい通っていると一六〇〇時間を超すんですね。でも時間だけではなくその人のレベルの問題があって、今ではその協会から認定するかどうかをテストする先生がそれぞれの学校に送られてきて、その学校の校長との協議の上で認定されています。

……「がんばる人」の身体

鴻上　教師の認定を受けたあと、すぐ日本に戻られたんですよね。その時に、イギリス人の身体と日本人の身体っていうものは何か違いを感じました？

小野　身体のデカさの違いはありますけど。でも、日本人にも近頃はデカい人いますからね。ただ、身体に染み着いている習慣が違うということはありますね。たとえば、イギリス人と日本人では「いい姿勢」といっても違ったイメージがありますよね。それに日本人の場合、女の子だったらすごく内股だったりとか、男の子だったら腰が前に倒れてるような姿勢になってたりとか。「ああ、（もともとは）ゲタを履いて歩いてたんだな」という感じの歩き方だったりとか。そういうのはそれぞれの文化が背景になっていると思うし、言葉の違いで顎の使い方や顔面の使い方とかは違いますし。

鴻上　じゃ、別にどっちの国民がより身体が硬直している人が多いとかってのはない？

小野　うん。あるのは、その硬直の種類が違うってことですね。

鴻上　日本人にはどういう硬直の人が多いんですか？

小野　きばる人。

鴻上　ああ、がんばる人。がんばったりきばったりすると、どこがどう硬直してくるんでしょう？

小野　どっちにしても硬直すると一番最初は首が硬直するんです。それから、日本人に一番多いのは口がグっとしまってるケース。顎が緊張するんですかね？　歯を食いしばってるような感じ。私の父なんかの時代の人は「歯を食いしばれ」っていつも言われてて、それががんばってる証拠みたいなものだから、歯を食いしばる。あとは、腰を入れるっていうか、腰をがんばる人。

鴻上　それは骨盤が若干前になるってことかな？

小野　そう。こういうのは社会が持っているクセですよね。習慣。そういうものが良しとされたり、そういうもので象徴されてるっていうのかな。

鴻上　なるほど。それはとても日本人的な緊張ですね。ところでアレクサンダー・テクニークには四つの方向ってありますよね。それを読者にわかりやすく教えていただきたいんですが。

小野　首は自由であるということ。首の役目である、頭を支えたり動かしたりする役目を果たせているかどうかという意味で、まずは「ネック・フリー」。これはあくまで目的がある自由さです。頭に向かって働きかけるための自由さ。そうすると、頭が自由に動くことができて、頭が乗っている背骨に圧迫を与えずにすむんです。

鴻上　でも、ネック・フリーの頭のポジションって、人にやってもらうとわかるけど、自分だとわかんないでしょう？

小野　わかります。

鴻上　え？　わかる？　どうやって？

小野　やっぱり、認識ですね。そのためには自分で触ってみるといいですよ。あと、イメージを持つことですね。

鴻上　ちょっと首が前に出る人が多いのかな？

小野　そうですね。でも首が前に出てるということは、頭が後ろに下がってるんですよ。アレクサンダー・テクニークでは、あくまで頭と背骨の関係で「前」「後」と言うんです。ちょっとわかりづらいかもしれませんね。だから、「ポジション」の問題じゃないんです。あくまで「方向」の問題。ポジションと方向を間違える人が多いんですけども、背骨に対してというのが大切なんです。いつも誰かとの相互関係《リレーションショップ》によって言ってるのが「方向性《ダイレクション》」なんです。

鴻上　例えば、よく「がんばりやさん」っているでしょ？　とにかく顔でがんばろうとする人。その場合はあんまり首が後ろに倒れないで、そのまま顔が前に出るでしょ。

小野　でも、それって顔自体は私たちから見ると前に出てますが、背骨に対しては頭が「後ろ下」ということなんです。だから、背骨に対してということがポイントなんですよ。

……背骨と背中が長く、広く

鴻上　ちょっと話が戻るんだけど、この「身体と声を考える」という対談シリーズでは様々なテクニックを取り上げて話を聞いてるんだけど、大体どのメソッドも最終的には背骨と骨盤にたどりつくんですよね。アレクサンダー・テクニークでは「リラックスした身体」というか、「いい状態の身体」というのはどう言ってるんですか?

小野　「自然な身体」かな。

鴻上　はい。アレクサンダー・テクニークには「自然な身体」という頂点があると。で、そこに到達するための方向性、その一番目が「ネック・フリー」。では二番目は?

小野　「ヘッド・フォワード・アンド・アップ」で、頭が前へ上へと背骨の上でバランスがとれるということ。

鴻上　前、上っていうのは背骨のまさにすぐ上ってこと?

小野　その接点で、「前」「上」です。

鴻上　前ってことは、やっぱり前に出るってこと?

小野　いいえ。前に回転しながら上に上がるんです。

鴻上　あのね、上っていうのはわかるんだけど、なんで前って言うんだろうって思ってたの。

小野　真上には上がらないからです(笑)。筋肉はそうは働かないじゃないですか。

緩《ゆる》みながら上がっていかなければならないんです。

鴻上　ああ、なるほどね。わかったぞ。三つ目は？

小野　「スパイン・ロング、バック・ワイド」、「背骨は長く、背中は広く」。頭が前・上に行くと、背骨も頭の重さから解放されるわけですね。そうすると、自然なところへ伸び上がってこようとするんです。その時に背骨は長くなるので「スパイン・ロング」。そして「バック・ワイド」、背中が広くなるということとセットになっているの。「長くなる」と「広くなる」が同時だというところがミソなんです。ものは大体長くなると細くなりますよね。短くなると太くなる。じゃなくて、長くなって広くなるっていうのは、要するに身体がちゃんと元の自然な大きさに戻るということなんです。

鴻上　それってちょっと意識するだけでも結構背骨と背中が楽になりますよね。背中を伸ばして背中を広げなさいと聞いただけで、身体の微妙な変化があります。

小野　それがミソです。だから、考えるだけで変わるんです。しなくても変わるの。ダイレクションはするものではなくて考えるものなんです。

鴻上　でも、逆に言うとまったく感じられない人には感じられないのかな。

小野　そうです。だから先生がいるんです。先生がある程度、指導してあげる、誘導してあげることによって刺激されて、そこに注意力がいくようになると、もともと自然体の中にある方向性だから、それはムクムクと起き上がってくるわけです。

鴻上　それはやっぱりマン・ツー・マンじゃなきゃダメだってことですよね。例えばこのインタビューを読んでいて、「背骨が伸びて、背中が広くなるのをちょっとイメージしてみよう」と思って、身体がなんとなく楽になるような人は、もうある程度のレベルにきてるということなんでしょう。だから、一番大変なのは、そういうことを言ってもどうしようもない人かもしれませんね。僕も一般の方を対象にして「シアター・ゲーム」というのをやっているんだけど、一番困るのは「背中に鉄板が入っているような人」。同時に自分で「気がついていない人」。こういう人多いですよね。

……イメージで変わる

小野　それは、その人にとっては背中というもののイメージがないということなんです。もしくはそのイメージが間違ってるの。鉄板のようなものが背中だと思ってるんですよね。それも無意識になっているから、「思い込んでるでしょ？」って言われても気がつかないことが多いんです。でも、質問の仕方をいろいろ変えて何回も質問していくと、だんだん発見していくと思います。「私は背中ってこう思ってたんだわ」とか。

つまり教師の役目っていうのは、「背中ってこういうものなんですよ」って教えるよりは、どういうものだと思っているのかを気づかせてあげる。だから私の場合は生徒を質問責めにするんです。自分で答えを出さなくてはいけないようにしていくことで、その人の認識力が上がると思うんですよ。

鴻上　認識を高めるために簡単にできる何かいい方法ってありますか？

小野　だから、背骨というのがどこまであるのかというのを知ること。頭蓋骨の底辺から尾骨のとこまで。おしりの割れ目のところまでが背骨なんだと思うことによって、全然違うと思います。触ってみるといいと思う。私は触るのをおすすめしますね。触覚を使って下さい。

鴻上　そうか、背中はまた自分で触れないから、よけい難しいのかもね。

小野　でも、尾骨は触れるし、頭蓋骨は底辺は触れるじゃないですか。そうして、その間が背骨だと思って、座ったり立ったりしてみたら、わかりますよ。

鴻上　僕も背骨っていうのが尾骨のところまでですよって聞いた時には結構身体的

なショックがありましたよ。ほとんどの人が背骨って腰の下のところまでだと思っているじゃない。その認識の違いはスゴイですよね。

小野　その認識の違いによって、背中の広さについての意識も違ってきてしまうわけですよ。

鴻上　はい、それでは四つ目。

小野　「ニーズ・フォワード・アンド・アウェイ・イーチ・アザー」。「膝は前へ、お互いの膝がくっつかないように」ということです。これは実は膝の問題ではなくて、膝の方向によって股関節が解放されるということです。この股関節というのは現代人が一番使えなくなっている関節だと思うんですけど、ホントは人間が一番使わなければいけない関節で、足の付け根でもあるし、そこを使って上半身を回転するんです。だから、そこを使わなくなったために私たちは腰痛になってるわけです。

鴻上　腰痛は股関節が原因なんだ。

小野　そうです。股関節を使って足を動かしたり、上半身を傾けたりすることができれば、腰を振る必要はないんです。腰椎《ようつい》と言われている脊椎の一部を関節だと誤解して腰をフリフリしてるわけです。そのうち潰《つぶ》れて腰痛になったり、ひどい人だと椎間板《ついかんばん》ヘルニアになったりするんです。もともと関節じゃないところを関節のように使うから、それはそういうことになりますよね。……あの、これって本に載るんですか？

鴻上　載りますよ。

小野　やだなぁ。変なこと言ってたらどうしよう。

鴻上　やだなじゃないんです！　これはもう社会的な使命みたいなもんなんですから。続けますよ（笑）。

……ボディ・マッピングのこと

鴻上　小野先生の講義とか聞かせてもらって、画期的だなと思ったのは「ボディ・マッピング」についてなんです。「ボディ・マッピング」についての本を訳すって聞きましたけど？

小野　片桐ユズルさんと共訳の『音楽家ならだれでも知っておきたい「からだ」のこと』ですね（誠信書房刊）。これはアメリカ人であるバーバラ・コナブル先生がまとめたものなんですけど。すごく合理的なんですよ。「アレクサンダー・テクニーク」そのものではなくて、あくまでもパフォーマー、特に音楽家がアレクサンダー・テクニークを使っていくためにも知らないといけない身体のことを書いた本なんですけどね。その先生は三〇年近くアレクサンダーのレッスンをしている方なんですけど、例えば、「ネック・フリー」と言っても「ネック」がどこだかわからない人がいるわけです。それがわかっていればメッセージは格段に伝わりやすくなるわけですよ。

鴻上　あ、まず「ボディ・マッピング」を簡単にわかりやすく説明するとどういうことなんでしょう?

小野　え〜と、身体の構造と機能とを自分の頭にイメージできる正しい情報です。それも、とても具体的に説明したもの。解剖学ではなくて、それぞれがどう動くのか、どう機能するのかに着目したものなんです。「これが頸椎《けいつい》です」って言うだけじゃなくて、その頸椎がどういうことまでするのかを考えたものなんです。

鴻上　それを人体標本模型とかスライドとかを使いながら、具体的に自分の身体の中を見るということですね。確かに「横隔膜《おうかくまく》」とか言われてもピンとこないけど、スライドとかでこういうドーム状のものですよって教えてもらった方がはるかに理解は早いし。もう、一目でわかりますもん。

小野　そうすれば、横隔膜は自分で動かすなんてことはできないぞ、勝手に動いているもんだってわかるんじゃないかな。私は声楽を勉強してきたんですけど、横隔膜は自分でコントロールするものだと言わんばかりのレッスンをしている声楽の先生もいるわけですよ。それが何の役に立つのか今だに不思議なんですけど。その時はそういうものだと教えられると、それが声楽のテクニックなんだと思ってしまうんですけど、まるで逆なんですよね。そういうことをしなくても声が出ることがテクニックだと思うんだけど。

鴻上　昔は声楽のレッスンで腹筋を意識するために腹にベルト巻いたり、腹をポンポン殴られてって話を聞いたことがありますよ。

小野　腹筋をコントロールできるようにするためなんでしょうね。でも、それは思い込みですよ。腹筋が動いていることは感じてもいいけど、自分で動かそうとしちゃいけないの。

……緊張とリラックス

鴻上　小野先生は俳優の生徒に教えてみて、何か感じたことってありますか？

小野　楽器を扱う音楽家の場合は非常にかたよった身体の使い方とか、楽器の種類によって、それぞれのクセ、特徴のある勘違いが起きるんです。俳優さんの場合はそうではなくて、一般的な間違いが多い気がします。

鴻上　あの、昔いわれてた「いい姿勢」って、背中に定規を差し込んで、背中を伸ばしてっていうのがあったじゃないですか。さすがに今はそんなことしてないけど、これは「アレクサンダー・テクニーク」的に言うとどういう間違いなんでしょう？

小野　まず、身体の中で本当に真直ぐなところなんてないんですよ。だから真直ぐにするってのは無理。例えば背骨は軽くS字型を描いているわけだし、背中も平らじゃないですよね。やっぱり丸みをおびてます。だから真直ぐということには意味がない。

鴻上　昔の「シャンと背筋を伸ばせ」って言われて定規を突っ込まれたのは苦しかったんだと思うんですよ。苦しかったんだけど、「じゃ、ちゃんとした姿勢って何だ」という代案がなかったんだと思うんです。今、小野さんが道を歩いていて、「ああ、この人の身体はひどいな」って思ったりすることはありますか？

小野　あります。

鴻上　ムズムズする？

小野　それはないけど、なんかかわいそうになってしまうというか、そんなに苦労しなくても生きていけるのにって思う。

鴻上　それは余計な緊張が入っている身体とかの話ですよね。じゃなくて「ダラッ」としてるのは？

小野　ダラッとしてるのも緊張なんですよ。やっぱりどこかが緊張してるから、猫背になったりして、ダラッとしているように見えるだけ。

鴻上　必ずどこかの筋肉が緊張してるからなんだと。

小野　全部がダラッとしたら、それは「死体」です（笑）。

鴻上　なるほど。

小野　緊張感のない身体はないんです。ここで強く言いたいんですが、アレクサンダー・テクニークはリラックスをする方法ではなくて、いかに適切な緊張感を持つかという方法です。

鴻上　日本人が思ってるリラックスって、例えばサウナに入ってビールを飲んで、グデーっとしてるとかのイメージが強い気がするんだけど、それは違うと思うんですよ。僕が考えてるリラックスっていうのは身体に不必要な緊張が入っていなくて、いつでも動ける身体ってことなんじゃないかと。

小野　そうです。大正解（笑）。

鴻上　ありがとうございます（笑）。だって、自然な身体っていうかさ、リラックスした身体ってキレイじゃないですか。そういう人っていいよね。

小野　そうですね。ただ、キレイだって思える目があればいいんですけどね。だけど価値観っていろいろでしょ。例えば小さい時に「きをつけ！」「はい、背筋を伸ばして！」って言われたのをキレイだと思っていたら、もうダメでしょう。私、よく言うんです。「フィーリング」と「センス」は違うって。記憶の中で植え付けられた感覚というのは「フィーリング」で、「センス」というのは実感。自分の中の実感で美しいと思えていればいいんですけどね。

鴻上　これは決して個人攻撃じゃないんですけど、「Ｓｈａｌｌ・Ｗｅ・ダンス？」に出演してた草刈民代さんているじゃないですか。彼女の映画の中の姿勢はみんなキレイだと言うけども、僕からみるとやっぱりバレエをやってる人特有の背中の緊張が見えてしまうんですよ。どうしても背中に過度の緊張を感じてしまうんです。

小野　伸ばしてるって感じね。

鴻上　これはけなしているわけではないんですけどね。僕のところに役者でああいう背中をした人が来たら、「その背中の緊張を解きなさい」って言うと思うのね。

小野　ただ、私が思うには、身体っていうのはスゴクて、私たちが想像するよりスゴい可能性を秘めていて、いろんなことができる。シャキッとすることもできるし、フニャッとすることもできる。だから、自分でそれを選んでやっているならいいと思うのね。だけども、それが、クセになってしまった時が問題なんですよ。

鴻上　無意識になってしまった時が困るんだな。

小野　そう。だからバレリーナで、自分がシャキッとしてるんだという意識を持ってやっているならいいけど、クセになってしまってやっているのであれば、それ以外の身体にする機会を持っていないということですから。だから無意識に身についてしまったクセというのは良くないと思うんですよね。

……身体の神話が崩れる

鴻上　じゃあですね、一般的な身体の話なんだけど、ここ何年か日本人の身体って変わってきたなとか、そういう意識って何かあります？

小野　わかりませ〜ん。私、自分の生徒しか見てないですもん。

鴻上　生徒の特徴とかも同じ？

小野　変わってないと思いますよ。でも、問題意識を持つ人が増えてきたのは確か。

だから私のような者を求めてくる人が多くなってるんだと思うの。

鴻上　あ、そうなんだ。それっていいことじゃないですか。

小野　だから、みんな今までの教育にあきあきしてるんですよ。音楽学校とかでも、先生の言うことは絶対だと思い込まされて「なんか違うんじゃないか？」とか感じていても、言われたことをただ一生懸命こなしていた人がほとんどだったと思うんですけど、最近の若い人はあっけらかんとしてきてるから、「だって苦しいんだもん。おかしいと思う」って、自分で考えようとしてるんじゃないかな。でも、その時に自分一人では考えきれないから、誰か教えてくれる人をやっぱり求めるし、今まではそういう先生はいなかったけど、こんな先生がいるらしいとか、いいテクニックがあるらしいとか耳にして、求め出したんじゃないかな。それはアレクサンダーだけじゃなくてね。いろんなメソッドが増えてきたのもそういうことなんだと思うけど。

鴻上　男側から言うと、「いい身体」っていうのはさ、まさに軍隊の行進でさ、「きをつけ」で「胸をはって」という奴ね。それが目指すべき身体なんだっていう神話がようやく崩れたってことですよね。

小野　そうですね。でも、それは女性の力が増えてきたからじゃないですかね。

鴻上　なるほど。僕はね、外見的に見て、腰は引けてるんだけど、首が前に突き出ている人って多いと思うんだけど。がんばり屋さんのタイプって感じの子。

小野　多いですね。それを私たちは「エンド・ゲイナー」と呼びます。要するに「結果を求める人」。

鴻上　早急に結論を求める人ね。

小野　すぐに行動へ移してしまうということですね。いつでも「しなきゃ、しなきゃ」となってしまう人。

鴻上　せっかちな人ってことだな。

小野　でも、現代人はいつも結果を求められているので、とにかく結果を出さなきゃと思わされてるわけですよ。インヒビションができない人が多いんです。

鴻上　インヒビションが出てきましたね。私が解説させてもらうと、「抑制すること」つまり「自分のクセに対して無自覚にすぐ、なんでもかんでもやってしまうのではなくて、一度行動を止めることで、自分のオートマチックに刷り込まれてしまっているクセというものに対して一度自由になろうとすること」。ホラ、インチキなアレクサンダー・テクニーク・ティーチャーになれるぞ（笑）。

小野　はい、そういうことです。もう、鴻上さん自分でやってください（笑）。

鴻上　何をおっしゃいますやら（笑）。インヒビションについてもうちょっと説明してくださいよ。

小野　「エンド・ゲイナー」というのは、「インヒビション」ができない人のことなんです。たとえば、サラリーマンは売り上げのノルマを課せられる。そうしたら、何しろいつでもどこでも前へ前へとどんどん進んで、商品を売ろうとしたりします。でもそうしたからって商品が売れるかというとそうじゃないですよね。ちょっと一回退いてみて、そうして相手がどういうものを欲しいのかを考えてから出した方が効果的だと思うんですね。それと同じなんです。私は「〝我〟に心を戻す」と言ってるんですけど、一回行動を止めて状況を判断してからやっても遅くないんじゃないかと。ただただ行動を起こすだけでは結果は出ないですよ、と。「エンド・ゲイナー」という言葉はアレクサンダーの世界ではよく使う言葉なんです。

……すべては身体に表れる

鴻上　でも、こういう話は普通だと精神論で終わるのに、ちゃんと身体に表われてるっていうのがスゴイところですよね。

小野　そうです。身体にはすべて、その人の精神状態とか思考の傾向が出てますから。だから演技とかで、胸のところに心があると思って「心いっぱいに演技してます」とか言って、胸ばっかり出るんだけど、それって全然意味がない（笑）。

鴻上　それはよくわかるなあ。

小野　だって歌い手でもそうですもん。心を込めてとか言って胸ばかり前に出るんだけど、全然声が出ていないとか（笑）。

鴻上　それは、身体と精神がどれほど密接な関係を持っているのかということにみんな気づいてないってことですよね。身体の状態を精神でごまかせるって思ってるっていうか。でも、その人の持ってる生き方とか精神状態は、見る人が見れば、ほんとに如実に身体に現われてますよね。

小野　そうです。日本人だけかどうかわからないけど、精神っていうのは、なんか身体の外に浮遊しているもんだ、と思っている人がいますよね。ソウルとか魂とかっていうものはあんまり身体とは関係がないみたいに考えられてる。私はそういうことは全然信じてないの。すべては脳の中で起こっていることで、そして脳は身体ですから。肉体そのもの。だって、私たちは肉体なしで生きているわけじゃないでしょう？

鴻上　ソウルとボディは別のもので、ボディは変かもしれないけど、おいらのソウルは一級品だぜって思ってる人も多いのかもしれないけど、そんなことは……。

小野　ありえない！

鴻上　ってことですよね。でも、この対談を読んだ方が小野先生のレッスンを受けたいと思っても、小野先生は忙しいから無理じゃないですか。

小野　はい（笑）。

鴻上　なので、興味を持った方には、とりあえずアレクサンダー・テクニークの本を読んでもらって。それと、できれば日本にもちゃんと先生として活動してくれる人が増えてくれたらいいんだけど。ほんとに学校教育とかにも必要なものだと思うし。

小野　アレクサンダー・テクニークを理解して、その原則を自分が教えているものの中に取り入れてもらえたらいいと思うんですけどね。そうすれば、アレクサンダー・テクニークを学ばなければ楽器が弾けないとか、声が出ないとかいう生徒は減るはずなんです。

鴻上　わかった！　学校の先生とか、そういう指導者に一週間くらいのアレクサンダー・テクニーク合宿をしてもらえばいいんだ。こういう考え方だよっていうのを知ってもらう。これぱっかりは体験してもらわないと伝わらないじゃないですか。この対談シリーズの意味っていうのは、世の中にはこういうものがあるんだということをまず知ってもらうということにあるんだけど、実際、時代はどんどんそれを求めている方向にきてると思うのね。で、一回目の対談には「野口体操」にお願いしたわけだし、今回アレクサンダー・テクニークをお願いしたし、いろいろ話を聞かせてもらって感じたのは、それぞれ入り口の違いはあるけど、でもたどり着く場所はひとつなんだなということ。

小野　そうだと思います。

……バランス、タイミング、方向性

小野　これは私個人の考え方なんですけど、この世はすべて「バランス」と「タイミング」と「方向」なんだと思うんです。この三つができていればすべてこなせるんじゃないかと。

鴻上　それは身体のこと？　じゃなくて全部？　人生の生き方？

小野　だから、すべて。自分が目指しているいい方向っていうのがあったら、そちらにタイミングよく進めばいいと思うし、進んでいる時にバランスを崩さなければいいわけです。いいタイミングで、いいバランスの時に、いい方向に進めば成功すると思うんですよ。少なくとも音楽はそうです。

鴻上　いや、演劇もそうです。しゃかりきにがんばってもしょうがないし。でも身体も「バランス」と「タイミング」と「方向」ですね。

小野　そうです。あのね、「ああ、この人は伸びるな」っていうのがわかるんですよ。それが才能なのかもしれないけど、そういう人には既に「方向性」があるんです。磨きはかかっていないけど、方向性はちゃんと勘でわかってるの。だから、あとは「そうだよ」って言ってあげればそれでピョンと伸びるんです。「確信」だけを与えてあげればいいの。

鴻上　なるほど、よくわかります。ほんと、アレクサンダー・テクニークのティーチャー増えて欲しいなあ。そう言えば、僕がイギリスで受けたアレクサンダー・テクニークの授業では歌を歌わされたんですよ。「上を向いて歩こう」を歌ってえらく褒《ほ》められたんですけど（笑）。

小野　うん。F・M・アレクサンダーの時代から、トレーニングの中で詩を朗読したり、歌を歌ったりとかはしていたみたいですよ。やっぱりアレクサンダー・テクニークは、そもそもパフォーマンスということのためにあったんですけど、結局、生活の中でのすべての動きがパフォーマンスなんだというのが、アレクサンダーの考え方なんじゃないのかな。

鴻上　なるほど。今日はどうもありがとうございました。

「テアトロ」一九九九年一二月号（第六八八号）より転載

エンドに寄せて

我々は西洋の文芸を研究する者である。しかし研究はどこまでも研究である。その文芸のもとに屈従するのとは根本的に相違がある。我々は、西洋の文芸に囚《とら》われたいがために、これを研究するのではない。囚われたる心を解脱せしめたいがために、これを研究しているのである。(『三四郎』より)

夏目漱石著、長尾剛編『人生というもの』PHP文庫、二〇〇七年

長い海外生活から日本に戻ったとき、私は、「やっぱり日本が一番いいわ」とホッとしました。世界中の美味しいもの、素敵なもの、便利なものが溢《あふ》れんばかりですから。でもそんな豊かさに身をひたしてみると、今度は逆に、自分がいま食べたいもの、身につけたいもの、使いたいものを選ぶのはなかなか難しいことだと感じるようになりました。この豊かさの洪水のなかでは、自分の意志というものをよほ

どしっかり持っていないと、見失ってしまうものも多いのかもしれません。

日本ほど、次から次へと新しい健康法や食事法が流行《はや》る国も、ほかにないと思います。日本古来のものも含めて、洋の東西を問わずあらゆるものから学び、取り入れようとするその姿は、日本人の貪欲《どんよく》で勤勉な姿勢の現れとも言えるでしょう。しかし、次から次へと流行を追いかけていく必要に駆られるということは、一方では、一つの方法では納得できる体験や満足できる成果が得られていないから、とも言えるのではないでしょうか。

流行としてたくさんの人がその方法を試していたとしても、果たして、一人一人の個人が、自分なりの達成感や満足感を本当に感じられているのでしょうか? 流行に惑わされずに「自分に合った方法」を見つけて、自分で納得しながら使い続けていくことはできないものでしょうか?

本書は、この疑問に対する一つの答えになるかもしれません。

アレクサンダー・テクニークは、ひとたび会得《えとく》してしまえば、自分自身で、ごくあたりまえの日常生活のなかで、長く実践しつづけられるものです。特別な道具はなにも必要ありませんし、やりすぎて身体を痛めたりすることもありません。ただ、自分の心身の習慣的な反応に気づくのには、それがあまりにも日常的なものであるだけに、時間と、ちょっとしたコツと、第三者からの手助けが必要なのです。

ですから、アレクサンダー・テクニークには特別な訓練を受けた公認の教師がいて、レッスンという形で、気づきと学びの手助けをしています。本を読みながら独学で身につけられる技《わざ》とは言えない、というところが、唯一、アレクサンダー・テクニークのめんどうなところかもしれません。

＊

F・M・アレクサンダーは、自身で「発見」したテクニークについて、生涯に四冊の本を著しています。私が教師養成トレーニングを受けたイギリスの学校では、トレーニング中にこの四冊の本を読み、クラスでディスカッションをするのが日課になっていましたが、その文章は難解で、イギリス人のクラスメートたちでさえかなりの苦戦をしいられるものでした。

その原因は、一つには、アレクサンダーがそもそも物書きではなかったこともありますが、それ以上に、できるだけ多くの人に、誤解のないよう、テクニークの意味や発展のプロセスをすべて伝えたいという強い願いを持っていたゆえに、言葉の限りを尽くし、あらゆる可能性を網羅した但し書きが延々と続くような、もってまわった文章で表現せざるをえなかったのだと思います。しかし、アレクサンダー・テクニークを極めようと努力している訓練生《トレーニー》でさえ閉口するというのでは……。

それでは困るというわけで、この四冊をよりわかりやすい文章でまとめた要約本が出版されました。ほかにも、アレクサンダー・テクニークの教師として活躍している先輩方による詳細な解説書も、これまでにたくさん出版されています。それぞれに長所のある本がいろいろありますが、それでもやはり、本を読んでアレクサンダー・テクニークを理解し実践するのは至難の技《わざ》のようです。私のところにレッスンにくる生徒さんのほとんどは、「本を読んだのですが、よくわからないので来ました」と言います。「なんとなく良いものらしいというのはわかったのですが、結局、何なんでしょう?」「それで、これから私はどうしたらいいんですか?」

＊

私が本書の執筆を思い立ったのは、できるだけ平易に、そして簡潔に、アレクサンダー・テクニークの根本原則と、日常生活のなかでの活用法をお伝えしたいと思ったからです。アレクサンダー・テクニークを学ぶことそのものに意味があるのではなくて、学んだうえで実際にどのように日常生活のなかで活用していけるものなのか、活用することによってどのようなメリットがあるのか、どのような新しい世界が開けてくるのか、そこに重点を置いて、ご紹介したいと思いました。そして、アレクサンダー・テクニークが現代のこの豊かな（豊かすぎる）日本社会にあって、いかに大きな可能性を秘めた、有効な術《すべ》であるかを、ぜひ多くの人に知ってもらいたいと思ったのです。

しかし、本書を読んでもなお、「?·?」と感じておられる方はたくさんいるでしょう。ここまで書いてきて矛盾したことを言うようですが、やはりアレクサンダー・テクニークは、本という形ではつくづく伝えにくいもの、本から真髄を学べるものではないのです。ですので、ぜひ、お近くの教師を探して、とりあえずレッスンを受けてみてください。

現在の日本には、国内外で教師養成トレーニングを受け、公認の資格を得た教師がたくさんいます。どの分野でもそうだと思いますが、もしかしたらアレクサンダー・テクニークにも、良い教師と、そうでない教師がいるかもしれません。あなたに合う教師、合わない教師もいるでしょう。自分自身の感覚を信じて、そして願わくばアレクサンダー・テクニークの有効性そのものは疑わないようにして、自分に合った、わかりやすいレッスンをしてくれる先生を求めて、今から、自分から、動きだしてみてください。良い教師に出会えますように――グッドラック！――お祈りしています。

*

本書の執筆に至るまでは、長い長い〈ミーンズ・ウェアバイ〉がありました。

一九九三年、海外でのトレーニングを終えて教師に認定され、いよいよ日本に戻るというとき、私は不安でたまりませんでした。中途半端な英語でアレクサンダー・テクニークの語彙《ヴォキャブラリー》をもってしまった私は、日本で、日本人を相手にどのような日本語でアレクサンダー・テクニークを伝え、教えていったらよいのか、皆目見当がつかなかったのです。その悩みを私のトレーナーで師匠のアダム＆ローズマリー・ノット夫妻に訴えると、「なにも心配することはないよ、あなたはちゃんとアレクサンダー・テクニークを理解しているのだから、それを信じて、あなたの母国語を駆使して表現すればいいんだよ。日本に戻れば、きっと浮かんでくるさ」と、本当に何も心配していない様子で、よけい心細くなりました。

日本に戻った私は、当時はほとんど知られていなかったアレクサンダー・テクニークと、それを教える私という人間の存在をどのように知らしめたらよいのか、途方に暮れました。まずは、長い留学期間に疎遠になっていた友人知人に連絡をして、なんとかレッスンを受けてもらうことから始めました。口コミで広がることを期待していたのですが、彼らも説明に困ったようで、なにかパンフレットのようなものがないと紹介できないと言うのです。この時点で私はすでに、文章でアレクサンダー・テクニークを表現する必要に迫られてしまいました。試行錯誤のあげく、なんとか私らしいものを作ることはできたのですが、私はそのとき「アレクサンダー・テクニークを言葉で説明するのはやっぱり不可能だ」と決め込んでしまったのです。

数年後、鴻上尚史さんにお招きを受けて仕事をさせていただく機会がありました。そのときから機会あるごとに「どうしてアレクサンダーの本を書かないの？　書きなさいよ！」と迫られたのですが、私は断固として「物書きでもない私にはとても無理！　アレクサンダーは本ではわからないの！」と拒否しつづけました。

*

それから一〇年あまり、たくさんの人とレッスンを重ねるうちに、日本人にとってわかりやすく、腑《ふ》に落ちやすい語彙や表現方法を、私なりに身につけてくることができたように思います。そして、日本ならではの問題点とともに、日本人にとっての活用法も見えてきました。そうなると、アレクサンダー・テクニークに関するこれまでのさまざまな本が、欧米人の書いた、欧米人のためのものであることが気になってきて、このままではいつまでたっても、日本人は欧米流のアレクサンダー・テクニークを勉強するのに精一杯で、自分たちの日常生活で実際に活用することができないのではと思うようになりました。

それに加えて、近年、とみに注目を集めるようになった「脳」や「意識」、「身体」をめぐるさまざまな議論、たとえば『バカの壁』の養老孟司先生や、本文でも引用させていただいた苧《お》阪《さか》直行先生、「クオリア」の茂木健一郎先生の多くの著作は私にとって大変に刺激的で、新しい学びを得られるものでした。F・M・アレクサンダーが一世紀近くまえに洞察していた心身論の的確さ、現代性を改めて再確認することになりましたし、これらの著作によって多くの人が〈心－身〉の新しい見方に親しむようになった今こそ、アレクサンダー・テクニークの自然な理解と実践が可能かもしれないと思うようになったのです。

本書は決してアレクサンダー・テクニークの全貌をお伝えするものではありませんし、これだけでは実際に使えるようになるものでもありませんが、本書をひとつのきっかけとして、日々の暮らしの見かた・考えかたがほんの少しでも変わり、新しい自分を発見するヒントになれば幸いです。

*

最後になりましたが、執筆の最初のきっかけを与えてくださって、また刊行にあたり素敵な応援メッセージを寄せてくださった鴻上尚史さんに、この場を借りて御礼申し上げたいと思います。鴻上さんの折に触れての励ましがなければ、私はとてもこのような無謀な試みに挑戦する勇気は出なかったでしょう。そして、なんとかして、これまでにないような新しい入門書をつくりたいという私のわがままな要求を受け入れて、この本を制作・出版してくださった、春秋社に感謝申し上げます。

特に、自ら、アレクサンダー・テクニークに興味をもち、レッスンを受け、理解を深める努力を惜しまず、最後まで忍耐強く編集をしてくださった近藤文子さんには、深く深く感謝申し上げます。ありがとうございました。

平成一九年七月吉日

アレクサンダー・テクニーク教師
小野ひとみ

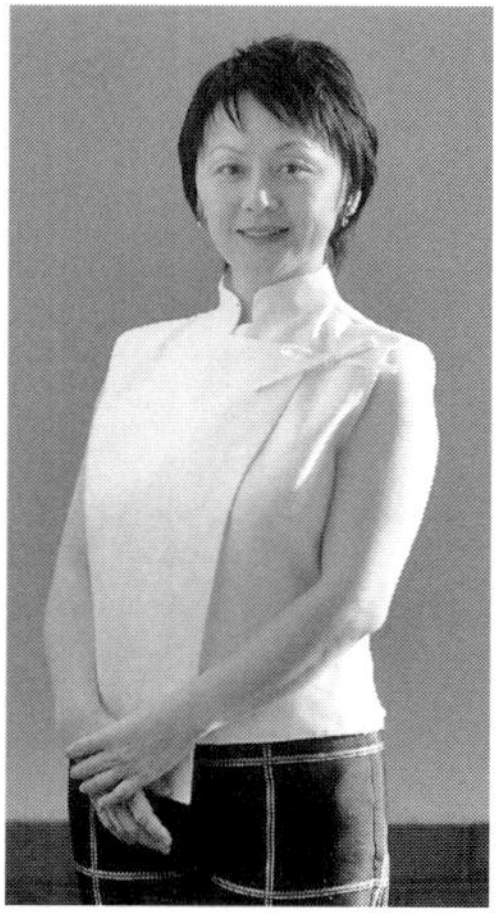

小野ひとみ

Hitomi Ono

声楽家、アレクサンダー・テクニーク教師。相愛大学講師。大阪音楽大学卒業後、欧米各国で学ぶうちにアレクサンダー・テクニークに出会う。91 年にアマック・コーポレーションを設立、音楽家のための研究・演奏の場を主宰するかたわら、93 年より日本人初のSTAT（アレクサンダー・テクニーク指導者協会）公認教師として活動を始める。コナブルのボディ・マッピング® を教えるアンドーヴァー・エデュケーターズ® 日本代表としても活動している。訳書『音楽家ならだれでも知っておきたい「からだ」のこと』(共訳)ほか。http://www.amac.co.jp/

アレクサンダー・テクニーク
やりたいことを実現できる〈自分〉になる10のレッスン

2007年8月25日　初版第1刷発行

著　者＝小野ひとみ
発行者＝神田　明
発行所＝株式会社　春秋社
〒101-0021 東京都千代田区外神田2-18-6
電話　(03)3255-9611(営業)・(03)3255-9614(編集)
振替　00180-6-24861
http://www.shunjusha.co.jp/
装　幀＝高木達樹
装　画＝勝部浩明
印刷・製本＝萩原印刷株式会社

ISBN 978-4-393-93502-6 C0011　Printed in Japan
定価はカバー等に表示してあります